Christopher Bollas

Fangt sie auf, bevor sie fallen

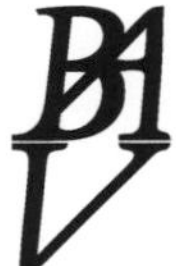

In dieser Erkundung eines radikalen Ansatzes für die psychoanalytische Behandlung von Menschen, die am Rande eines psychischen Zusammenbruchs stehen, bietet Christopher Bollas ein neues und mutiges klinisches Paradigma. Er geht davon aus, dass der unbewusste Zweck eines Zusammenbruchs darin besteht, dem anderen das Selbst zu präsentieren und zum Kern des Leidens und schließlich zu einem transformativen Verständnis zu gelangen. Denn ein Zusammenbruch kann zu einem Durchbruch werden, wenn er rechtzeitig erkannt wird. Es handelt sich um ein Ereignis, das von tiefster persönlicher Bedeutung ist, das aber ein tiefes Verständnis erfordert, wenn es sein transformatives Potenzial entfalten soll. Bollas ist der Ansicht, dass Krankenhausaufenthalte, intensive Medikation und CBT/DBT diese Chance vereiteln, und er schlägt vor, dass einigen dieser Patienten stattdessen eine erweiterte, intensive Psychoanalyse angeboten werden sollte.

Dieses Buch ist für Kliniker von Interesse, die nach Wegen abseits der konventionellen psychoanalytischen Therapie suchen, da diese in der Arbeit mit Patienten am Rande des Zusammenbruchs nicht ausreicht, um der drohenden Krise zu begegnen. Zugleich wirft Bollas' herausfordernder Ansatz auch viele Fragen auf – diese werden im letzten Abschnitt des Buches von Sacha Bollas zusammengetragen und von Christopher Bollas beantwortet.

Christopher Bollas, ehem. Professor für Englische Literatur, Psychoanalytiker in eigener Praxis. Mitglied der British Psychoanalytic Society, des Los Angeles Institute and Society of Psychoanalytic Studies und der European Study Group of Unconscious Thought (ESGUT). Vorträge in Europa, Beiträge in internationalen Fachzeitschriften und Autor bekannter Fachbücher, u.a. *Der Schatten des Objekts* (2. Aufl., 2005). Bei Brandes & Apsel: *Die unendliche Frage – Zur Bedeutung des freien Assoziierens* (2011). Er lebt und arbeitet in Santa Barbara, Kalifornien.

Christopher Bollas

Fangt sie auf, bevor sie fallen

Die Psychoanalyse des Zusammenbruchs

Aus dem Englischen übersetzt
von Eberhard Knoll

Brandes & Apsel

Deutsche Erstausgabe des 2013 bei Routledge (New York) unter dem Titel *Catch Them Before They Fall. The Psychoanalysis of Breakdown* erschienenen Buchs.

1. Auflage 2023

Umschlag und DTP: Brandes & Apsel Verlag, unter Verwendung des Gemäldes *Zusammenbruch der biblischen Schlange* (1940) von Paul Klee.
Druck: Stückle Druck, Ettenheim, Printed in Germany
Gedruckt auf einem nach den Richtlinien des Forest Stewardship Council (FSC) zertifizierten, säurefreien, alterungsbeständigen und chlorfrei gebleichten Papier.

Bibliografische Information der Deutschen Nationalbibliothek:
Die Deutsche Nationalbibliothek verzeichnet diese Publikation in der-Deutschen Nationalbibliografie; detaillierte bibliografische Daten sind im Internet über www.ddb.de abrufbar.

ISBN 978-3-95558-349-1

Inhalt

Einführung

Es gibt viele Gründe, warum sich Menschen in eine psychoanalytische oder psychotherapeutische Behandlung begeben. Wenige tun dies, um einen Zusammenbruch zu erleiden, auch wenn einige von ihnen kurz davor sind. Obwohl viele von ihnen auf der bewussten Ebene eine Gesprächstherapie zunächst aufsuchen, um ihre – vorsichtig ausgedrückt – »Beziehungsthemen« oder »situationsbedingten Probleme« durchzuarbeiten, haben sie im Grunde große, ganz persönliche seelische Schmerzen und können sich nicht vorstellen, am Leben zu bleiben.

Psychoanalytiker haben erkannt: Wenn eine Analyse mehrmals pro Woche stattfindet und der Analysand sich ganz normal in Abhängigkeit begibt und regrediert – Abbau von Abwehrmechanismen, Öffnung des Selbst für Deutungen und entsprechende Veränderungen, Aufgabe gestörter Persönlichkeitsmuster –, bricht normalerweise das Selbst als gesamtes meistens langsam zusammen, ohne dass dies eine traumatische Erfahrung ist. Viele Psychoanalytiker arbeiten auf diese Art und Weise und bei einer normalen Analyse sind meistens keine ergänzenden Maßnahmen erforderlich.

Einige Kliniker interessieren sich – meist, weil sie an eine psychiatrische Klinik angebunden sind – ganz besonders für die analytische Arbeit mit Psychotikern. Ansonsten haben die meisten Analytiker zwar mit einer Vielzahl von Patienten zu tun, kommen aber nur gelegentlich mit einer Psychose oder einem Menschen am Rande des Zusammenbruchs in Berührung. Normalerweise kann jede potenzielle Katastrophe durch konventionelle psychoanalytische Arbeit abgemildert werden, aber gelegentlich ist dies nicht der Fall.

Dieses Buch befasst sich mit den Herausforderungen, die sich aus der Arbeit mit Menschen in Psychotherapie oder Psychoanalyse ergeben, die entweder plötzlich oder allmählich Anzeichen eines Zusammenbruchs aufweisen, die aus verschiedenen Gründen nicht mit einem normalen klinischen Ansatz bearbeitet werden können.

In diesem Buch mache ich einen Vorschlag, der sich von den üblichen Vorgehensweisen unterscheidet, wie beispielsweise einem Krankenhausaufenthalt und/oder der Einnahme antipsychotischer oder antidepressiver Medikamente – die einen Menschen für den Rest seines Lebens beeinflussen können.

Darüber hinaus ist das Buch als Gegenentwurf zu den viel gerühmten kognitiven Verhaltenstherapien (KVT) oder dialektisch-behavioralen Therapien (DBT) gedacht, die es einem Patienten faktisch ermöglichen, sein inneres Leben auszublenden, indem er seine Aufmerksamkeit auf ein zeitlich begrenztes kognitives Projekt richtet. So wie ein Elternteil das Weinen eines Kleinkindes durch Ablenkung beendet – »Oh, sieh dir das da drüben an!« –, können solche Interventionen dazu führen, dass eine *notwendige* Krise ausbleibt oder die wichtige Funktion eines symptomatischen Verhaltens bagatellisiert wird.

Wenn durch den Zusammenbruch des Patienten wesentliche psychische Probleme in den Vordergrund gerückt werden, die jetzt aufgrund der Verletzlichkeit des Selbst verändert werden könnten, stellt das Ausbleiben einer angemessenen analytischen Antwort des Therapeuten ein entscheidendes Versäumnis dar, den Bedürfnissen des Selbst gerecht zu werden. Geschieht dies, kann der Analysand den Zusammenbruch möglicherweise verhindern, indem er sich von neuen Axiomen leiten lässt, die auf der Annahme beruhen, dass die Bedürfnisse des Selbst es nicht wert sind, erfüllt zu werden, oder dass sie zu überzogen sind und deshalb nicht aufgearbeitet werden müssen. Der Zusammenbruch wird dann als permanente Störung innerhalb des Selbst strukturiert, die meiner Meinung nach in der späteren analytischen Arbeit kaum noch ausgeglichen werden kann, weder mit dem betroffenen Analytiker noch in einer zukünftigen Therapie oder Analyse.

Eine Ablenkung durch kognitive Verhaltenstherapien oder dialektisch-behaviorale Therapien wird das Selbst für eine Weile besänftigen und die entstandenen Risse reparieren – oft zur Erleichterung des Patienten, der Krankenhausstatistiken und des Staates, der an kostengünstigen Therapien interessiert ist. Für diejenigen aber, die den Zusammenbruch als eine zutiefst menschliche Erfahrung verstehen, bedeutet es eine bestimmte neue Form von Verlust, das Selbst von der tieferen Bedeutung der eigenen Zerbrechlichkeit abzulenken. In diesem Jahrhundert ist es noch zu früh, um die langfristigen Auswirkungen solcher oberflächlichen Behandlungen einzuschätzen, obwohl ich den Standpunkt vertrete, dass es unverantwortlich ist, Zeit verstreichen zu lassen. Menschen, die einen Zusammenbruch erleiden, brauchen niemanden, der ihren Blick von der inneren Welt auf ein Buch mit Selbsthilfehausaufgaben lenkt; sie müssen gehört und verstanden werden aus den Tiefen ihres Selbst heraus, die sich ihnen zeigen und die ihre Krise ausmachen.

Die Konsequenzen hieraus müssen dementsprechend eingeordnet werden. Die überwiegende Mehrheit der Menschen, mit denen ich in meiner Laufbahn gearbeitet habe, waren »normale« Patienten, die aus verschiedenen Gründen Leid erfahren hatten, die hierüber sprechen und ihr Leid in der Übertragung zum Ausdruck bringen konnten; die übliche Analyse war für sie die Lösung. Deshalb ist mir der Hinweis wichtig, dass ich in diesem Buch höchst außergewöhnliche Lebenssituationen vorstelle. Die Mehrheit der Analytiker wird möglicherweise nie mit solchen Situationen, mit denen ich mich hier befasse, konfrontiert werden, aber sie sind nicht so außergewöhnlich, dass sie es nicht wert wären, näher betrachtet zu werden.

Von Zeit zu Zeit, vielleicht einmal alle paar Jahre, hatte ich den Eindruck, dass ein Patient sich von mir etwas anderes wünschte.

Ich beziehe mich dabei nicht auf bestimmte Diagnosen. Im ersten Jahr hatte ich in meiner Privatpraxis drei psychotische Patienten, die fünfmal pro Woche zur Analyse kamen, aber die Tatsache, dass sie manisch waren oder Halluzinationen hatten, überraschte mich nicht, denn es war ein regelmäßiger Bestandteil ihres Verhaltens. Ich beziehe mich auf die vergleichsweise seltenen Fälle, bei denen eine nicht-psychotische Person durch ihr verändertes Auftreten und Verhalten andeutete, dass sie kurz vor einem Zusammenbruch war.

In Großbritannien wurde von nicht-ärztlichen Psychoanalytikern wie mir verlangt, den Hausarzt anzurufen und ihm mitzuteilen, dass sein Patient in Bedrängnis sei. Normalerweise würde der Arzt die Person untersuchen und höchstwahrscheinlich eine stationäre Behandlung empfehlen. Ich hatte das Glück, dass ich beim ersten Mal, als dies bei einer Patientin (auf die ich in Kapitel 4 eingehen werde) passierte, die Praxis des Arztes kannte. Ich fragte ihn, ob ich ihr zusätzliche psychoanalytische Sitzungen anbieten dürfe, um herauszufinden, ob wir einen Krankenhausaufenthalt umgehen könnten, und er stimmte zu.

Deshalb bot ich meiner Patientin im Laufe der Arbeitswoche zusätzliche Sitzungen an und als dies nicht ausreichte, erhöhte ich die Sitzungen auf zweimal täglich an allen sieben Tagen der Woche. Dies ging drei Wochen lang so weiter, bis sie ihre Krise überwand. Ich wusste, dass dies unüblich war, aber ich dachte damals, es sei eine einmalige Sache.

Tatsächlich hatte ich mich einige Jahre zuvor gefragt, was ich tun würde, wenn einer meiner Patienten akut behandelt werden müsste, und ich suchte die stationären Abteilungen mehrerer Krankenhäuser im Norden Londons auf. Ich dachte darüber nach, wie ich einen Patienten im Bedarfsfall ins Krankenhaus bringen könnte und ich fand ein Taxiunternehmen vor Ort, das zuverlässig war und dessen Nummer ich in meinem Sprechzimmer aufbewahrte.

Im Gespräch mit einem sehr geschätzten Kollegen, einem Arzt für Allgemeinmedizin mit psychiatrischer Zusatzausbildung, den ich hier Dr. Branch nenne, wurde mir klar, dass ich ein Team bilden könnte, das einem Patienten, der psychotisch wird oder einen Zusammenbruch erleidet, Halt bietet.[1] Mein Gedanke war, eine Art Betreuung, die einen Krankenhausaufenthalt überflüssig machen würde, durch Menschen mit psychoanalytischen Kenntnissen anzubieten; ich besprach dies auch mit dem für Sozialarbeit zuständigen Teamleiter meines Bereichs und seinen Kollegen. In den späten 1970er Jahren bekam ich bei meiner Arbeit mit schizophrenen und manisch-depressiven Patienten von Dr. Branch medizinische Unterstützung. Sobald die Patienten sich in akuten Schwierigkeiten befanden, arbeiteten wir so zusammen, dass eine Einweisung ins Krankenhaus vermieden werden konnte.

Erst im zweiten Jahrzehnt meiner klinischen Arbeit begann ich ein Muster zu erkennen: Ich hatte den Eindruck, dass manche Menschen zu bestimmten Zeiten eine besondere Form der psychoanalytischen Behandlung benötigen, wenn man ihren klinischen Bedürfnissen gerecht werden und sie nicht enttäuschen wollte. Mitte der 1980er Jahre gab es eine Reihe von Fällen, bei denen ich auf den drohenden Zusammenbruch eines Patienten reagierte, indem ich die Anzahl der Sitzungen erhöhte.

Bis zu diesem Zeitpunkt hatte ich auch viele Fälle im Ausland supervidiert, in denen Therapeuten und Analytiker versucht hatten, ähnlich vorzugehen. Es gab jedoch einen entscheidenden Unterschied: Diese Therapeuten boten dem Patienten in der Regel hier und da eine zusätzliche Sitzung an, aber erst, wenn es schon zu spät war. Mit anderen Worten: Sie boten rückwirkend eine Behandlung

1 »Dr. Branch« ist ein Pseudonym, da er so entscheidend für unsere gemeinsame Arbeit war, dass die Offenlegung seines Namens das Recht vieler Patienten auf die Schweigepflicht gefährden würde.

an, aber keine vorausschauende Behandlung. Darüber hinaus neigten sie dazu, vor ihren Patienten ihre Ambivalenz bezüglich ihrer eigenen Handlungen zum Ausdruck zu bringen, wodurch sie unbewusst größere Ängste schürten. Dies führte bald zu einem Teufelskreis (Patient und Analytiker beunruhigten sich gegenseitig immer mehr), der oft einen Krankenhausaufenthalt zur Folge hatte.

Das Ergebnis eines Zusammenbruchs bedeutet nicht notwendigerweise das Abgleiten in eine psychotische Dekompensation, obwohl dies passieren kann. Bei Menschen, die einen Zusammenbruch erleiden, der zu diesem Zeitpunkt nicht in einen Durchbruch transformiert wird, führt dies viel häufiger zu dem, was ich als *gebrochenes Selbst* bezeichne. Sie funktionieren dann für den Rest ihres Lebens in erheblich eingeschränkter Weise und werden möglicherweise als schizoid, schizoaffektiv oder chronisch depressiv diagnostiziert, aber in Wirklichkeit zeigen sie diese Anzeichen erst nach dem Zusammenbruch. Meines Erachtens gibt es viele Menschen, die den Eindruck einer chronischen Persönlichkeitsstörung erwecken, obwohl sie sich in Wirklichkeit monatelang in einer verzweifelten Notlage befanden – zu einer Zeit, in der sich ihre Kernprobleme manifestierten, aber keine wirksame Therapie stattfand. Dies ist meiner Ansicht nach eine Tragödie großen Ausmaßes, umso mehr, als sie weitgehend unerkannt blieb.

In den späten 1980er Jahren ging ich noch einen Schritt weiter, indem ich die psychoanalytische Vorgehensweise erweiterte. Aufgrund der großen Not eines Patienten bot ich Sitzungen an, die den ganzen Tag dauerten. Auch wenn dieses Vorgehen damals radikal erschien, hielt ich die Entscheidung angesichts der Schwere seines drohenden Zusammenbruchs für richtig und selbstverständlich.

Ich wusste zu Beginn nicht, wie lange wir uns auf dieser Basis treffen würden, aber es ergaben sich drei Tage von 9 bis 18 Uhr.

Einige Jahre später ergab sich eine ähnliche Situation, diesmal mit einem Patienten, der einmal pro Woche zur psychotherapeutischen Behandlung kam. Wieder bot ich ganztägige Sitzungen an, und wieder trafen wir uns nur drei Tage lang – dieses Vorgehen hat sich für jeden weiteren Fall etabliert. Da ich jetzt an vier Tagen pro Woche arbeitete, konnte ich mit einer Ausnahme diese Analysanden an einem Freitag, Samstag und Sonntag treffen und in der darauffolgenden Woche unseren normalen Zeitplan wieder aufnehmen. In all diesen Fällen kehrten die Patienten zu ihren früheren Sitzungszeiten zurück.

Erstaunlicherweise stellte sich heraus, dass durch die dreitägigen Sitzungen nicht nur die akute Krise der Patienten bewältigt, sondern auch deren anschließende Analyse erheblich verkürzt werden konnte. Alle Patienten, die auf diese Art und Weise einen Zusammenbruch durchgemacht hatten, arbeiteten noch weitere zwölf bis fünfzehn Monate – aber nicht länger – mit mir zusammen. Die verbleibenden Monate dienten der Durcharbeitung und führten zur Beendigung der Therapie; soweit ich weiß, hat keiner dieser Patienten eine weitere analytische oder psychotherapeutische Behandlung in Anspruch genommen.

Ich war von Anfang an davon überzeugt, dass diese Zusammenbrüche Entwicklungspotenzial enthielten. Aus meiner Arbeit mit schizophrenen und manisch-depressiven Patienten wusste ich, dass die Krankenhausaufenthalte verheerend waren und ich wollte meine Analysanden nicht an ein Krankenhaus und Medikamente verlieren, die sie emotional betäuben. Ich wusste, dass dies der Zeitpunkt war, an dem diese Menschen analytische Hilfe am nötigsten brauchten.

Mir ist wichtig: Ich habe mit mehreren nicht-psychotischen Menschen gearbeitet, die fünfmal pro Woche zur Analyse kamen und sich – wie ich jetzt rückblickend feststelle – im Frühstadium eines Zusammenbruchs befanden. Ihre Wochenenden wurden unerträglich; wenn die Freitage näher rückten, zogen sich die Analysanden zurück und blieben für ein oder zwei Tage der nächsten Woche traumatisiert. (Ich möchte sie meine »Mittwochsanalysanden« nennen, weil sie sich mittwochs von ihrem Zusammenbruch erholt hatten). Solche Situationen konnten monatelang andauern, bevor der Schmerz dieser Patienten nachließ und ihr Zustand sich veränderte. Im Nachhinein habe ich das Gefühl, dass ich sie wahrscheinlich im Stich ließ, da ich keine längeren Sitzungen angeboten habe.

Mit der Zeit wusste ich aufgrund meiner Erfahrung, dass der psychoanalytische Prozess an sich eine so große Wirkung hat, dass man ihn für einen Menschen, der sich in einer Notlage befindet, durch längere Sitzungen, eine erhöhte Frequenz oder gelegentlich durch ganztägige Sitzungen modifizieren *sollte*. Ich glaubte, die analytische Erfahrung selbst würde die Funktion eines dritten Objektes übernehmen, das die Möglichkeit für einen Transformationsprozess bieten könnte.

Freud selbst stellte natürlich schon fest, dass einige Analysanden längere Sitzungen benötigten, sofern ihre klinischen Bedürfnisse nicht innerhalb der normalen Sitzungen erfüllt werden konnten, und in der britischen Psychoanalyse gibt es eine lange, komplexe Geschichte, gestörte Menschen in einer Analyse mit tiefer Regression zu behandeln. Für Michael Balint bedeutete dies, zu dem Bereich der »Grundstörung« vorzudringen, für Donald Winnicott bestand das Ziel darin, durch die Aufgabe falscher Abwehrmechanismen zum »Kern« des Selbst zu vorzudringen.

Winnicott experimentierte häufiger als alle anderen Analytiker in Großbritannien mit längeren Sitzungen, in denen er die Analysanden dazu ermutigte, in die Regression zu gehen – dies war damals allgemein bekannt. Er und sein Analysand konnten einige Monate im Voraus vereinbaren, wann er in der Lage sein würde, längere Sitzungen anzubieten, und dadurch gelang es dem Patienten unter Umständen, den Zusammenbruch zu verschieben. Ich werde später aufzeigen, inwiefern ich mit Winnicotts Vorgehensweise, die Regression zu nutzen, nicht übereinstimme, aber ohne diese Tradition, die in England seit über 25 Jahren bestand, hätte ich es mir nicht vorstellen können, so zu arbeiten, wie ich es tat.

Außerdem leisteten R. D. Laing, Cooper und Esterson in Kingsley Hall und später Joseph Berke und andere bei Arbours Pionierarbeit. Die beiden Wohltätigkeitsorganisationen Arbours und Philadelphia Association betreiben seit über dreißig Jahren und auch jetzt noch Häuser für die Behandlung von schwerkranken Patienten.

Es gibt zwei Gründe, die mich veranlasst haben, dieses Buch zu schreiben. Zum einen bin ich der Ansicht, dass die Psychoanalyse die Behandlungsmethode der Wahl ist für Patienten, die gerade einen Zusammenbruch erleiden. Auch wenn die gängige Meinung vorherrscht, dass sie vor allem bei psychoneurotischen Patienten oder Patienten mit hohem Funktionslevel erfolgreich ist, so arbeiten doch viele Psychoanalytiker mit schwer gestörten und psychotischen Analysanden und wissen aus Erfahrung, dass die Deutungsarbeit am Kern des Leidens eines Menschen grundlegende Änderungen bewirken kann. Menschen sind normalerweise gerade dann sehr empfänglich für Hilfe und entwickeln einen zunehmenden Einblick in ihr Selbst, wenn sie am verletzlichsten sind – und besonders bei einem Zusammenbruch.

Der zweite Grund, dieses Buch zu schreiben, ergibt sich aus den Reaktionen, auf die ich stieß, als ich im Laufe der Jahre Gruppen von Psychoanalytikern diese Art zu arbeiten vorgestellt habe. Bei formellen Präsentationen vor größeren Gruppen wurde meine Arbeit fast einheitlich abgelehnt. Die am häufigsten vertretene Position war, dass meine Arbeit den Rahmen verletze, verführend sei und die Bedürfnisse des Analysanden befriedige oder dass sie eine Inszenierung innerhalb des Übertragungs-Gegenübertragungs-Geschehens darstelle, die nicht analysiert wird.

Es wurden Bedenken geäußert, ob eine erweiterte Psychoanalyse beruflich und ethisch vertretbar sei, und es gab Hinweise, dass verwandte Berufsgruppen (Psychiater, Psychologen, usw.) diese intensiveren Behandlungen ablehnen könnten. Es wurde auch behauptet, das Leiden der Analysanden werde verlängert, wenn nicht sofort mit psychotropen Substanzen interveniert wird oder eine Einweisung ins Krankenhaus erfolgt. Zwar trifft es zu, dass Patienten, die zusätzlich eine erweiterte Analyse machten, in dieser Zeit erheblich litten, aber nachdem sie den Zusammenbruch überwunden hatten, wurde ihr Leiden erheblich gelindert.

Sowohl aus meiner eigenen Praxis als auch aus vielen Fallvorstellungen wusste ich, dass Analytiker, die an dem Modell mit fünf Sitzungen pro Woche festhielten, ohne zusätzliche Sitzungen anzubieten, das Leiden ihrer Analysanden nicht nur ungewollt verlängerten, sondern auch dazu beitrugen, dass sich deren Zusammenbruch verfestigte. In diesen Fällen kam es zwar zu einem Zusammenbruch, aber er wurde zu einer vertanen Chance, anstatt zu einer Erneuerung des Selbst zu führen. Oft wurden die Analysen möglicherweise dann noch über Jahre fortgesetzt, ohne dass wirkliche Veränderungen stattgefunden hätten; allzu häufig war es auch das Schicksal der Analysanden, dass sie ein gebrochenes Selbst entwickelten.

Bei Gesprächen in kleineren Gruppen in der Klinik stieß ich gewöhnlich auf eine völlig andere Reaktion, die ich aus meinen Begegnungen in einem eher formellen Rahmen nicht kannte: »Was ist denn daran so neu? Machen wir das nicht alle?« Tatsächlich sprachen die Analytiker über eine scheinbar ähnliche Arbeit, bei der sie ihren Patienten zusätzliche Sitzungen angeboten hatten.

Die Reaktion dieser Analytiker fand ich natürlich ermutigender und trotzdem hatte ich oft das Gefühl, dass eine so bereitwillige Zustimmung eine eingehendere Untersuchung des Themas eher ausschloss. Ich erwähnte bereits: In den meisten Fällen, in denen ein Psychoanalytiker Menschen, die einen Zusammenbruch erlitten, zusätzliche Sitzungen angeboten hatte, geschah dies mit gemischten Gefühlen, mit zu großem Zögern, mit zu wenigen Sitzungen und viel zu spät. Aber die Tatsache, dass viele Psychoanalytiker und psychoanalytische Psychotherapeuten sich veranlasst sehen, in Krisenzeiten zusätzliche Sitzungen anzubieten, deutet darauf hin, dass die Intensivierung der Analyse eine legitime Vorgehensweise ist.

In gewissem Sinne baut die Arbeit, die ich hier beschreibe, einfach auf dem gesunden Menschenverstand auf.

Der Übergang von ein paar zusätzlichen Sitzungen zu zwei Sitzungen pro Tag, zu sieben Tagen die Woche und vor allem die ganztägige Arbeit mit einem Patienten sind eindeutig ein entscheidender Schritt voran. Deshalb habe ich das Gefühl, dass meine eigene Theorie und Praxis erklärungsbedürftig sind und ich habe – ermutigt durch meine Kollegen – beschlossen, die Vorträge, die ich zu diesem Thema gehalten habe, aufzuschreiben und zu veröffentlichen. So kann ich das, was ich glaube, gelernt zu haben, der Öffentlichkeit zugänglich machen und es kann zum Nachdenken anregen.

Von Zeit zu Zeit werde ich auf den Gegensatz zwischen den amerikanischen und britischen Behandlungsmethoden für Menschen eingehen, die einen Zusammenbruch erleiden. Tatsächlich gibt es einen großen Unterschied zwischen diesen beiden Kulturen, was den kreativen Spielraum im Umgang mit diesen Patienten betrifft. Amerikanische Kliniker haben mit weitaus mehr Eingriffen in ihre Praxis zu kämpfen als Engländer und Europäer, obwohl ich persönlich mehrere amerikanische Psychoanalytiker kenne, die mit ihren Patienten unter Missachtung beruflicher, behördlicher und gesetzlicher Auflagen arbeiten.

In Europa haben die Kliniker mehr Freiheit, ihr eigenes Urteil auf der Grundlage rein klinischer Erwägungen zu fällen, und sind daher weniger gezwungen, ihre Vorgehensweise an behördliche Vorgaben anzupassen. Folglich sind sie eher in der Lage, einen Patienten während eines Zusammenbruchs zu begleiten als ihre amerikanischen Kollegen. Traurigerweise drohen heute in Großbritannien »evidenzbasierte« Vorschriften zu einer »Manualisierung« der Psychoanalyse zu führen, aber bis jetzt waren zumindest die europäischen Analytiker vergleichsweise unabhängig, was staatliche Eingriffe betrifft.

In diesem Sinne ist dieses Buch ein Dokument über die Vergangenheit. Ob es für die Zukunft von Bedeutung sein kann, hängt davon ab, ob es den Psychoanalytikern und Therapeuten gelingt, den Staat davon zu überzeugen, dass die therapeutische Praxis sich nicht vorschreiben lässt.

Obwohl in Europa der Behandlung von Zusammenbrüchen größeres Verständnis entgegengebracht wird, habe ich bisher nicht über meine Arbeit mit erweiterten Analysen geschrieben.

Als ich zum ersten Mal mit diesem Ansatz experimentiert habe, rechnete ich damit, dass es sich um eine einmalige Erfahrung handeln würde, die sich in meiner beruflichen Laufbahn wahrscheinlich nicht wiederholen würde. Erst im Laufe der Zeit wurde mir klar, dass eine neue klinische Dimension in meiner Praxis Einzug gehalten hatte und dass ich ihr Beachtung schenken sollte.

Zu Beginn war ich wenig zuversichtlich, was die erweiterte Analyse betrifft. Für diese Therapieform gab es keinen wirklichen Präzedenzfall und ich hatte Zweifel, ob diese Arbeit wirklich Veränderungen bewirken würde oder ob es sich nur um eine »Übertragungsheilung« handelte.

Außerdem wollte ich in London nicht als »Regressionsanalytiker« bekannt werden, an den Kollegen ihre Patienten speziell für diese Art von therapeutischer Arbeit überweisen. Meiner Meinung nach ist es höchst unwahrscheinlich, dass Menschen, die *bewusst* einen Zusammenbruch als gewünschtes Ereignis anstreben, von dieser erweiterten Arbeit profitieren, was ich im Folgenden noch erläutern werde. Außerdem wollte ich nicht, dass meine Patienten wussten, dass ich auf diese Weise arbeitete, denn für einige wäre es zu speziell und zu verlockend gewesen. Unter diesen Umständen hätte es zweifellos zu Verwirrungen im Übertragungsgeschehen geführt und sich negativ auf ihre Analysen ausgewirkt.

Lange habe ich diese Arbeit mit keinem meiner Kollegen besprochen. Zunächst sah ich hierfür keine Notwendigkeit; es schienen vereinzelte Fälle zu sein, in denen ich weiterhin entsprechende Anpassungen vornahm. Als ich später merkte, dass sich eine andere Art des Arbeitens abzeichnete, zögerte ich, etwas zu präsentieren, von dem ich wusste, dass es kontrovers diskutiert werden würde. Ich fand die klinische Aufgabe fesselnd und herausfordernd; außerdem fühlte ich mich dem Team, mit dem ich zusammenarbeitete, irgendwie sehr verbunden. Die Ärzte, Psychiater, Sozialarbeiter und andere wussten, dass wir an einer Erweiterung der Analyse arbeiteten und ich dachte, dass wir dies am besten nur in unserem Team reflektieren sollten.

Mit all diesen Vorbehalten im Hinterkopf hatte ich erst gegen Ende der 1990er Jahre das Gefühl, in diesem Bereich genügend Erfahrungen gemacht zu haben, um es zu wagen, meine Arbeit einer Gruppe von Kollegen vorzustellen. Zum ersten Mal sprach ich darüber auf einem Seminar für Psychoanalytiker in Ausbildung, das von der inzwischen verstorbenen Helen Myers an der Universität von Columbia geleitet wurde. Für meinen Vortrag bekam ich Anerkennung, die Zuhörer waren überrascht und etwas schockiert, zeigten aber echtes Interesse.

Trotzdem dauerte es weitere zehn Jahre, bis ich meine Arbeit in einer Reihe von Vorträgen erneut vorstellte: auf einem Workshop über Psychoanalyse in Chicago, auf der jährlichen Arild-Konferenz in Schweden und zuletzt 2010 bei der Franz Alexander Lecture am New Center for Psychoanalysis in Los Angeles.

Dieses Buch stellt sowohl einen Bericht über einige der klinischen Dimensionen dar, die mit der praktischen Umsetzung meiner Arbeit verbunden sind, als auch eine Auseinandersetzung mit meinen theoretischen Überlegungen. Es zeichnet die Entwicklung meiner Anpassung an die klinischen Gegebenheiten so nach, dass der Leser hoffentlich die Logik der Behandlungstechnik, die sich daraus entwickelt hat, und deren Implikationen für die Praxis und weitere Studien erkennen kann. Das Buch stellt den Versuch dar, aufzuzeigen, wo ich mich in meiner Einschätzung geirrt und was ich aus meinen Irrtümern gelernt habe. Es entzieht sich meiner Kenntnis, wie viele andere Analytiker einen ähnlichen Weg eingeschlagen haben, aber vielleicht können diejenigen, die in Krisenzeiten mit der erweiterten Analyse gearbeitet haben, sich auf der Grundlage dieses Buches untereinander austauschen.

Ich bin all jenen Menschen dankbar, die meine Arbeit kommentiert und mich auf unterschiedliche Weise – offen oder auch subtil – ermutigt haben, mit diesem Buch weiterzumachen. Ich bin mir sehr wohl bewusst, dass der Text beim Leser einige Fragen aufwerfen wird. Sacha Bollas hat die häufigsten Fragen, die im Laufe der Jahre an mich gerichtet wurden, zusammengetragen und stellt sie dem Leser im letzten Kapitel in Form eines Interviews vor.

Ich bin dem verstorbenen Otto Will jr., dem langjährigen medizinischen Direktor – faktisch dem emeritierten Direktor – von Austen Riggs, zu besonderem Dank verpflichtet. Als ich dort Mitte der 1980er Jahre Leiter der Ausbildung war, besuchte er mich jeweils für mehrere Wochen. Ich hatte gehört, dass er immer darum bat, benachrichtigt zu werden, wenn einer seiner psychotischen Patienten unter einem Zusammenbruch litt. Er ging dann zu der Station, in der die Patienten untergebracht waren, und setzte sich stundenlang zu dem Patienten. Er wollte nicht auf Medikamente zurückgreifen oder den Patienten in eine geschlossene Abteilung verlegen, sondern zog es vor, die Krise gemeinsam durchzustehen. Wir trafen uns mehrmals und besprachen die Arbeit, die ich in London machte. Er verstand sofort die klinischen Herausforderungen, mit denen ich konfrontiert war, und war sehr hilfsbereit.

Aber er warnte mich, ich solle niemals erwarten, dass meine Kollegen meine abweichenden Therapieformen verstehen, geschweige denn gutheißen würden. Wie dem auch sei – und unabhängig vom

Ergebnis dieser Veröffentlichung –, ich bin ihm sehr dankbar, dass er mir zugehört und mich bei meinen Untersuchungen unterstützt hat.

Ich danke auch zwei psychoanalytischen Kollegen: Dr. Arne Jemstedt für seine sorgfältige Lektüre des Textes und Sarah Nettleton für ihre akribische redaktionelle Arbeit. Ich möchte allerdings klarstellen, dass die hier geäußerten Ansichten ausschließlich meine eigenen sind.

Kapitel 1

Das gebrochene Selbst

Psychiater, Psychoanalytiker, Psychologen und alle, die im Bereich der psychischen Gesundheit tätig sind, haben im Laufe der Jahrzehnte eine Nomenklatur entwickelt, die die Menschen entsprechend der verschiedenen Arten von Störungen klassifiziert. Auch wenn der Druck besteht, ein einheitliches Manual für alle Berufsgruppen zu verwenden – DSM-I oder -5 (Diagnostic and Statistical Manual of Mental Disorders) –, hat die Psychoanalyse ihre eigenen klassischen Diagnosen: hysterisch, zwanghaft, schizoid, depressiv usw.

Die zugrunde liegende Annahme ist: Eine Person kann im Wesentlichen auf einen bestimmten Persönlichkeitstyp festgelegt werden, sie hatte schon immer die entsprechenden Eigenschaften und ihr Schicksal – was die psychische Entwicklung betrifft – wird durch eine Kombination aus angeborener psychischer Struktur und den im frühen Leben entwickelten Axiomen bestimmt. Für viele Menschen trifft dies auch zu. Analytiker stellen jedoch oft fest, dass, sobald sie den Patienten kennengelernt haben, die anfängliche Diagnose einer Hysterie oder schizoiden Störung nur bis zu einem gewissen Grad nützlich erscheint. Im weiteren Verlauf der Analyse, sobald sich der analytische Prozess auf das Innere des Patienten therapeutisch auswirkt, wird eine einzelne Störung zu einem komplexen psychodynamischen Bild. Wilhelm Reich vertrat die Ansicht, dass Persönlichkeitsstörungen mit eingefrorenen psychodynamischen Puzzles vergleichbar sind, die wieder auftauen, sobald sie analysiert werden. Der von einem Menschen geschmiedete emotionale Panzer seiner Persönlichkeit löst sich durch eine Therapie, die auf intensiver psychoanalytischer Deutung basiert, vermutlich auf.

Mit anderen Worten: Wenn sich die Persönlichkeit eines Menschen über einen langen Zeitraum hinweg Schritt für Schritt gebildet hat, können durch eine Analyse seine Abwehrmechanismen und Persönlichkeitsmerkmale analysiert und transformiert werden.

Hierbei handelt es sich nicht um ein Wunder, sondern es ist lange, schwierige Arbeit, die zu unterschiedlichem Erfolg – und Misserfolg – führen kann.

Erst vor Kurzem bemerkte ich, dass ich in meiner eigenen Praxis etwas ziemlich Offensichtliches übersehen habe. Manchmal, wenn mich ein neuer Patient aufsucht, von dem ich beispielsweise den Eindruck habe, er sei schizoid oder depressiv, stelle ich in Wirklichkeit fest, dass mit dieser Person etwas passiert sein muss: Sie scheint ein gebrochenes Selbst zu haben. Mit »gebrochenem Selbst« beziehe ich mich weder auf eine bestimmte Diagnose, noch schlage ich eine neue pathologische Kategorie vor. Der Begriff soll für ein breites Spektrum von Menschen gelten und diejenigen einbeziehen, die ich als »normal« bezeichnen würde. Ihr gemeinsamer Nenner ist, dass sie einen Zusammenbruch erlitten haben – oft im frühen Erwachsenenalter –, ohne dass sie angemessen therapeutisch betreut wurden. Dieser Zusammenbruch hinterließ bei diesen Menschen – unabhängig von ihrem Elend in der Kindheit, ihren typischen Ich-Schwächen oder schwachen psychischen Strukturen – eine markante Narbe.

Bei meinen Supervisionen in verschiedenen Teilen der Welt fand ich heraus, wodurch sich diese Menschen von Menschen mit herkömmlichen Persönlichkeitsstörungen unterscheiden. Patienten, die schon einmal einen Zusammenbruch erlitten haben und aufgrund schizoider, depressiver, hysterischer oder zwanghafter Muster hierfür besonders empfänglich waren, stellen für Kliniker eine größere Herausforderung dar als normalerweise üblich.

Mit der Zeit hatte ich den Eindruck, dass bestimmte Patienten, die normalerweise in ihren Dreißigern oder Vierzigern zur Therapie kamen, auf analytische Therapien (oder irgendeine andere Therapieform) nicht angesprochen haben, da sie ihr Leben einfach aufgegeben hatten. Sie verfügten nicht über die von Rosenfeld so treffend beschriebenen organisierten mafiösen Banden im Innern ihres Selbst; dazu fehlte es ihnen an Schärfe.[2] Therapeuten berichteten von der Arbeit mit diesen Patienten, dass sie nicht mehr erreicht hätten, als dass sie ihnen gelegentlich dankten. In den meisten Fällen funktionierten sie weit unter ihren Möglichkeiten, einige von ihnen waren zeitweise arbeitslos oder an Arbeitsstellen tätig, die deutlich unter dem Niveau lagen, das ihre akademischen Leistungen vermuten ließen. Die Analytiker oder Therapeuten stellten diese Patienten in der Regel zur Supervision vor, weil sie in der Gegenübertragung an diesen Fällen verzweifelten.

Sie hatten den Eindruck, dass nichts geschah, was Wirkung zeigte, und fragten sich, ob es überhaupt noch Sinn hatte, ihre Arbeit fortzusetzen.

Allmählich konnte ich bei diesen Menschen ein Muster erkennen: Viele von ihnen hatten zuvor unter nicht-psychotischen Zusammenbrüchen gelitten.

Einige dieser Zusammenbrüche können durch ein äußeres Trauma ausgelöst werden. Sie finden möglicherweise an der Universität statt und bleiben angesichts der Veränderungen, die das Leben in dieser Zeit mit sich bringt, unbemerkt. Oder nach dem Abschluss des Studiums, vor dem Einstieg ins Berufsleben kann es zu einer Reihe von Zurückweisungen kommen und nach großen Bemühungen, das Leben weiterzuführen, dann zu einem Zusammenbruch. Oder eine Beziehung, die während der Studienzeit Bestand hatte, endet plötzlich und eine Person bleibt verlassen und alleine zurück,

2 Siehe Rosenfeld, H. (1992): *Sackgassen und Deutungen*. Stuttgart: Klett-Cotta. Engl.: Rosenfeld, H. (1987): *Impasse and Interpretation*. London: Routledge.

ohne dass sie sich von diesem Verlust erholen kann. Oder vielleicht stirbt ein Elternteil, ein Geschwister oder ein enger Freund, was zu einer schrecklichen Trauer führt.

Meistens ist das auslösende Ereignis jedoch etwas so Subtiles und scheinbar Harmloses – eine abgelehnte Kreditkarte, ein Strafzettel, die unfreundliche Bemerkung eines Fremden –, dass dessen toxische Wirkung nur verständlich wird durch die Analyse der *unbewussten* Bedeutung des Ereignisses.

Was auch immer die Ursachen für den Ausbruch der Krise waren – den für die Person Verantwortlichen ist es nicht gelungen, während des Zusammenbruchs angemessen auf deren Bedürfnisse einzugehen. Befindet sich die Person in einer Therapie, kann sie sich vielleicht keine weiteren Sitzungen leisten und der ängstliche Therapeut empfiehlt sofort eine medikamentöse Behandlung, ein Training zur Angstbewältigung oder eine Gruppentherapie. Allzu oft folgt daraufhin eine Phase der Hospitalisierung, wobei die Krise des Patienten immer schlimmer wird.

Zu diesem Zeitpunkt wird der Zusammenbruch zu einer festen Struktur. Er wirkt sich dahingehend aus, dass die Persönlichkeit sich neu formiert und das Selbst sich neu ordnet, um unter den Auswirkungen des Zusammenbruchs und den erheblichen Einschränkungen zu funktionieren und zu überleben; dies sind die ersten Vorboten eines unglücklichen zukünftigen Lebens.

Durch diese Umstrukturierung des psychischen Lebens haben sich die Axiome verändert, nach denen die Person bisher gelebt hat. Bei einem derartigen psychischen Zusammenbruch wird eine der Grundannahmen erschüttert, die in einer hinreichend guten Kindheit vermittelt wurden: Wir bekommen Hilfe, wenn wir in Not sind. Verschiedene neue Annahmen treten an deren Stelle:

> Es ist am besten, sich nicht von anderen helfen zu lassen.
>
> Wenn ich verletzlich bin, muss ich meine Gefühle abtöten.

Sicherheit kann es nur geben, wenn ich mich zurückziehe.
Ich muss mich von der Objektwelt lösen und den Bezug zur Realität aufgeben.
Ich muss Ziele, Pläne, Hoffnungen und Sehnsüchte aufgeben.
Ich muss Menschen finden, die sich in einer ähnlichen Situation befinden und in einer neuen Gemeinschaft von Gleichgesinnten leben, die ebenfalls ein gebrochenes Selbst haben.

Gleichgültigkeit gegenüber dem Leben ist das typische Merkmal der Menschen mit einem gebrochenen Selbst, sie sind passiv und angesichts ihrer Situation resigniert. Da sie sich von ihrer Objektwelt abgewandt haben, könnte man ihr Verhalten auf den Todestrieb zurückführen, aber es fehlt ihnen die Heftigkeit, die mit Hass, Neid, Verunglimpfung oder Zynismus einhergeht und so häufig bei Menschen auftritt, die in der Hölle des Todestriebes leben. Ihre Gleichgültigkeit wird möglicherweise von unrealistischen Plänen begleitet – einen Roman schreiben, Unternehmer werden –, aber es wird nichts unternommen, um diese Träume zu verwirklichen. Stattdessen fungieren diese Pläne als Projektion des gebrochenen Selbst: zerbrochene Träume, die ein Beispiel der Unmöglichkeit von Erfolg sind.

Die Affekte von Personen mit einem gebrochenen Selbst sind deutlich reduziert. Sie zeigen nur selten Emotionen und lassen sich in ihrem Leben durch nichts zu Wut, Angst oder Euphorie hinreißen. Stattdessen halten sie sich von affektiven Veränderungen fern; nichts ist ihnen diese Mühe wert.

Sie identifizieren sich häufig mit berühmten Persönlichkeiten, von denen sie annehmen, sie hätten aufgrund eines negativen Ereignisses in ihrem Leben eine schwere Zeit durchgemacht. Dieses Interesse ist von Bedeutung, da es sich von ihrer Denkweise wesentlich unterscheidet; sie interessieren sich sonst weder für Politik, Kultur oder Umweltfragen noch für Ernährung, körperliche Fitness oder irgendetwas, das mit der Gesundheit des Selbst zu tun hat. Die gefallene Berühmtheit scheint ein Spiegelbild der eigenen Katastrophe zu sein.

Sie verfügen allerdings über ein verborgenes ideales Selbst. Es lebt in den unrealistischen Träumen vom Erfolg weiter, erfüllt aber auch als imaginärer Begleiter eine Abwehrfunktion, als wenn die Person versucht, an Aspekten des Selbst festzuhalten, die vor dem Zusammenbruch vorhanden waren. Winnicott würde sagen, dass das falsche Selbst ein Relikt des wahren Selbst schützt. Ich denke, dieses verborgene Selbst ist ein Gespenst, ein trauriger Repräsentant dessen, was nur der Vorstellung dieser Person über zukünftige Pläne entspricht. Psychotherapeuten und Analytiker, die mit einem Menschen mit gebrochenem Selbst arbeiten, fühlen sich möglicherweise von dieser Objektbeziehung zum idealen Selbst mit seinen unrealistischen, grandiosen Erwartungen gestört. Gelegentlichen Impulsen, Leistung zu vollbringen – der Kauf eines Buches über das Schreiben eines Romans oder das Surfen im Internet auf der Suche nach Geschäftsideen –, wird nie lange nachgegangen. Und es ist entscheidend, dass solche Träume nicht mit Enthusiasmus einhergehen, sondern vielmehr so formuliert werden, als ob sie leicht zu verwirklichen wären.

Wenn der Therapeut eine Deutung vornimmt, gibt es verschiedene typische Reaktionen. Oft antworten die Patienten nicht, schweigen eine Zeit lang und reden dann weiter, als wenn nichts gesagt worden wäre. Konfrontiert der Therapeut sie erneut mit der Deutung, antworten sie vielleicht mit »ich weiß nicht« oder »vielleicht« und zeigen damit, dass sie wenig Bereitschaft zur Introspektion haben. Stattdessen reden diese Patienten beharrlich über jemanden bei der Arbeit, der von ihnen zu viel verlangt, oder sie erzählen, dass sie einen Urlaub planen, aber nicht wissen, wohin sie fahren sollen. Sie strahlen einen leisen seelischen Schmerz aus, eine stille depressive Verzweiflung, sie zeigen aber kein Interesse daran, was dies bedeuten könnte. Es findet nur eine Verlagerung ihres Problems statt.

Obwohl diese Patienten in vielerlei Hinsicht von ihrem Therapeuten losgelöst bleiben, halten sie an »der Therapie« oder »der Analyse« fest. Ich verstehe dies so, dass sie Angst vor einem weiteren Zusammenbruch haben und deshalb – als eine Versicherung gegen zukünftige Traumata – mit dem Therapeuten verbunden sein wollen. Es findet eine Art neutrale Übertragung auf den Therapeuten statt, in der ein negativer Restrukturierungsprozess der Patienten zum Ausdruck kommt, und die Analytiker haben das Gefühl, dass sie auf der Stelle treten und nicht vorankommen.

Fast alle Kliniker, mit denen ich über diese Menschen gesprochen habe, stellen fest, dass es sich um eine Form der Bindung an einen nicht-menschlichen Anderen handelt, und sie greifen zu Begriffen wie »autistische Enklave«, »Asperger-Syndrom« oder »psychischer Rückzug«.

Die zunehmende Häufigkeit der Diagnose eines schwach ausgeprägten Asperger-Syndroms umfasst vermutlich auch einige Menschen, die diese Merkmale erst nach einem Zusammenbruch, der der psychischen Struktur des Selbst eine neue Form gegeben hat, erworben haben.

Die Einnahme von Psychopharmaka ist ein häufiger Grund, warum ein Zusammenbruch zu einem gebrochenen Selbst führt. Obwohl diese Form der medikamentösen Behandlung eine Person in der unmittelbaren Situation entlasten kann, verhindert die Einnahme solcher Medikamente, dass nach einem Sinn gesucht wird. Die Person bekommt keine Gelegenheit, den unbewussten Grund für den Zusammenbruch und auch die Möglichkeit zu entdecken, ihn in einer menschlichen und therapeutischen Situation zu verstehen und zu ertragen. Vermutlich geht der Patient zum Arzt, um sich neue Medikamente verschreiben zu lassen, und er sucht alle paar Wochen kurz einen Psychiater auf, aber das führt nur dazu, dass der strukturierte

Zusammenbruch versiegelt und unwissentlich seine Aufrechterhaltung bewirkt wird.

Viele regelmäßig wiederkehrende Patienten – Menschen, die ständig verschiedene Therapieformen aufsuchen – tragen die Narben des Zusammenbruchs ein Leben lang mit sich herum. Sie erscheinen möglicherweise depressiv, haben Beziehungsschwierigkeiten oder Motivationsproblemen und ein generell mangelndes Interesse daran, am kulturellen Leben teilzunehmen. Wenn sie sich ihren Therapeuten vorstellen, sind sie meistens fest davon überzeugt, dass es für jegliche Hilfe zu spät ist oder sie stellen unrealistische Forderungen und wollen, dass die Therapie sofort Wirkung zeigt. Ihre anschließende Enttäuschung führt dazu, dass sie die Behandlung abbrechen oder von einem Therapeuten zum anderen wechseln, wobei die Narben des Zusammenbruchs auf die zurückgelassenen Therapeuten projiziert werden; diese wiederum machen die intensive Erfahrung, von einem anderen Menschen fallen gelassen zu werden und mit einer Wunde in ihrem Selbst weiterleben zu müssen.

Als mir klar wurde, wie viele Menschen in diese Kategorie des gebrochenen Selbst fielen, fragte ich mich, ob und wann mir diese in meiner eigenen Praxis begegnet waren. Mehrere Menschen fielen mir ein.

Tim kam in die Klinik, in der ich arbeitete, nachdem er und seine Freundin sich getrennt hatten. Er war verzweifelt und in großen Schwierigkeiten und hatte sich mehrere Wochen lang krankschreiben lassen. Trotz allem war er ein sehr kooperativer Patient, der mir seine Gefühle und seine existenzielle Krise anvertraute, und wir hatten Grund zu der Annahme, dass er seinen Zusammenbruch überwinden würde.

Ich hatte die Möglichkeit, die Anzahl der Sitzungen zu erhöhen, was ich aber nicht tat, und tatsächlich verließ ich etwa ein Jahr nach Beginn unserer Arbeit die Klinik. Später erfuhr ich von Kollegen, dass er noch einige Monate nach meinem Weggang in die Klinik kam, sie aber dann verließ.

Sieben Jahre später erhielt ich aus heiterem Himmel einen Telefonanruf. Tim wollte mich besuchen, er wollte keine Therapie beginnen, er wollte sich einfach mit mir treffen. Der Mann, dem ich begegnete, war ein gebrochener Mensch. Obwohl er einen Beruf hatte und in einer lockeren Beziehung mit einer Frau lebte, waren die Anzeichen von Lebendigkeit, die ich Jahre zuvor bei ihm wahrgenommen hatte, verschwunden.

Ich denke auch an Lila, eine Frau Anfang dreißig, die fünfmal pro Woche zu mir in die Analyse kam. Die Therapie dauerte vier Jahre, bevor sie in ein anderes Land zog. Im zweiten Jahr ihrer Analyse prägte sich ein Zeitraum von mehreren Monaten in meinem Gedächtnis fest ein. Normalerweise war sie eine wortgewandte und nachdenkliche Frau, aber in dieser Zeit war sie meist aufgeregt und konnte ihre inneren Erfahrungen nicht in Worte fassen. Ich wusste von ihren Schwierigkeiten, hielt mich aber an die vereinbarte Struktur einer Analyse mit fünf Sitzungen pro Woche. Heute habe ich kaum noch Zweifel daran, dass damals ein Zusammenbruch stattfand und ich sie vielleicht erreicht und sich ihr Leben verändert hätte, wenn ich ihr zusätzliche Sitzungen angeboten hätte. Zu diesem Zeitpunkt kam mir das einfach nicht in den Sinn.

Anfang der 1980er-Jahre war ich jedoch entschlossen, meine analytische Arbeit mit Menschen, die am Rande des Zusammenbruchs standen, zu ändern. Ich brachte dies nicht bewusst mit der Arbeit mit Tim oder Lila oder anderen früheren Patienten in Verbindung, aber unbewusst muss ich gespürt haben, dass ich sie im Stich gelassen hatte und etwas anderes nötig war.

Kapitel 2

Anzeichen eines Zusammenbruchs

Psychoanalytische Arbeit hat genauso viel damit zu tun, wie der Analytiker seinen Analysanden *empfängt*, wie mit dem, was er ihm sagt.

Wenn ein Analytiker ein Jahr oder länger mit einem Patienten gearbeitet hat, hat er begonnen, dessen Wesensart zu verinnerlichen. Dieser Vorgang lässt sich nicht so einfach beschreiben, aber denken Sie daran, wie wir nach längerem Hören der Musik eines bestimmten Komponisten beginnen, die Wesenszüge seiner musikalischen Persönlichkeit in uns zu spüren. Unser Unbewusstes empfängt, organisiert und erkennt *Muster*; und diese Muster begründen die Form, die jeder Inhalt annehmen kann, sei es eine musikalische Idee, die im Muster einer bestimmten harmonischen und melodischen Phrase zum Ausdruck kommt, oder der Gedanke eines Dichters, welcher im Rhythmus seines charakteristischen Satzbaus, der die Abfolge der Bilder prägt, eine Form annimmt.

Psychoanalytiker haben gelernt, »sich beeindrucken« zu lassen: ein Begriff, den Freud häufig verwendete, um zu beschreiben, wie der Analytiker den Analysanden wahrnimmt. Er gesteht sich zu, dass die Art und Weise, wie eine Person ist oder sich verhält, ihn emotional berührt und er muss hierfür so offen wie möglich sein. Auch wenn er vielleicht schon früh bestimmte Muster erkennt, sollte er vorzeitige Bewertungen zurückstellen, um weiterhin für die Wesensart seines Patienten offen zu sein.

Wenn das Unbewusste des Analytikers dem Unbewussten des Patienten mitteilt, dass der Analytiker offen ist für die Art der Kommunikation, die für den Patienten charakteristisch ist, wird der Patient ausdrucksstärker, oft schwieriger, sicherlich spezifischer in der Äußerung seiner persönlichen Weise des Seins und In-Beziehung-Seins.

Mit der Zeit wird der Psychoanalytiker allmählich die Wesensart des Patienten in sich selbst spüren. So, wie wir das Gefühl von Mozart in unserem Bewusstsein heraufbeschwören können, auch wenn wir seine Musik nicht hören, sind uns auch viele Eindrücke vom Gefühl her bekannt, die durch den Patienten in uns wachgerufen werden.

Diese Aufgeschlossenheit, von der hier ausgegangen wird, kennzeichnet allerdings weder Psychoanalytiker, die es als ihre Pflicht erachten, die Übertragungen ständig im Hier und Jetzt zu deuten, noch diejenigen Therapeuten, die in einen Dialog mit ihren Analysanden treten und ihnen eine persönliche Antwort auf das Gesagte anbieten. Die beiden Vorgehensweisen führen zu einer ganz anderen Art von Analyse als die Ansätze, die auf neoklassischen Prinzipien beruhen; und ich möchte betonen, dass das Verständnis dieses Buches und sicherlich auch das Nachdenken darüber, die hier vorgestellten Ideen anzuwenden, für Kliniker, die auf eine dieser beiden Arten arbeiten, höchst problematisch sein wird.

Das heißt nicht, dass Analytiker, die diesen Traditionen folgen, nicht über Strategien für die Arbeit mit Patienten verfügen, die einen Zusammenbruch erleiden, aber meine eigene Arbeit innerhalb der Freud'schen Tradition geht von der folgenden entscheidenden Annahme aus: Der Analytiker muss über lange Zeiträume hinweg schweigen und zurückhaltend sein, damit die Analysanden frei assoziieren und die Bewegungen in ihrer Persönlichkeit in aller Freiheit artikulieren können. Greift der Psychoanalytiker aktiv ein, können sich die Bedeutungsmuster der Assoziationen nicht etablieren, und der Charakter der Person wird dadurch absorbiert, dass in der Konstruktion des Analytikers die Übertragung zum auserwählten Objekt seines Fokus wird.

Im Kontext des neofreudianischen Klassizismus übt der Psychoanalytiker eine negative Fähigkeit aus; er stellt seine eigenen Ansichten und unmittelbaren Reaktionen zurück, um die schrittweise Etablierung der Seinsweise des Analysanden zu erleichtern. Wenn der Analysand in diesem informellen Kontext unbewusst nur eine Nuance von der Art abweicht, wie er üblicherweise über seine Befindlichkeit redet, bemerkt dies der Analytiker.[3] Dieser Vorgang findet zunächst unterschwellig statt, aber wenn er sich im Laufe der Zeit wiederholt, wird sich diese Abweichung als Muster durchsetzen und beim Analytiker eine Art Signalangst auslösen, etwa so, wie wenn ein winziger Ausschnitt aus einer Komposition von Brahms mitten in einer Mozart-Sonate auftauchen würde.

Ich möchte jetzt über die Arten des Zusammenbruchs nachdenken, mit denen der Psychoanalytiker konfrontiert werden kann. Etwas vereinfacht betrachtet, gibt es zwei grundverschiedene Arten: eine, bei der der Analysand Warnsignale aussendet – Hinweise, dass er möglicherweise psychisch zusammenbricht –, und eine zweite Art, bei der es zu einem akuten Zusammenbruch kommt, auf den es vorher keine Hinweise gab.

Nehmen wir die erste Art des Zusammenbruches: Wir gehen für einen Moment davon aus, dass der Patient von Anfang an gefährdet war und der Analytiker weiß, dass ein Zusammenbruch möglich ist. Der analytische Prozess selbst, vor allem die Übertragungserfahrung, die wie eine einladende Beschwörungsformel wirkt, führt dazu, dass die normalen Abwehrmechanismen des Selbst nachlassen. Es kann eine Übergangsphase geben, in der sich das alte Selbst allmählich – möglicherweise über Tage oder Wochen hinweg – auflöst. Zunächst erscheint die Person verwirrt, wie wenn etwas nicht in Ordnung ist, das sich aber nicht genau identifizieren lässt. Es

3 Siehe Bollas, C. (2011): Character and interformality. In: Bollas, C.: *The Christopher Bollas Reader*. London: Routledge, S. 238–248.

kann auch eine vorübergehende Phase der Dissoziation geben, in der sich die Person etwas außerhalb ihres Selbst befindet, in einem Zustand der Derealisation oder der Beobachtung des Selbst aus einer psychischen Distanz. Das Gefühl der Hilflosigkeit wächst, da einfache Aufgaben – Briefe beantworten, das Auto betanken, die Wäsche waschen – zunehmend unmöglich erscheinen.

Die Verlangsamung der normalen Sprachmuster ist eines der üblichsten frühen Anzeichen für einen Zusammenbruch. Die meisten Analysanden sind zögerlich oder gelegentlich schweigsam bzw. äußern Zweifel an dem, was sie sagen, aber einen Zusammenbruch kennzeichnet eine andere Art des Zögerns, bei dem eine Sprechpause verschiedene Ursachen haben kann: das plötzliche Auftreten eines seltsamen Gedankens oder starker, aber unartikulierter Gefühle, eine Schwächung des Ichs oder die ersten Vorboten eines *après coup* (verzögerte Handlung). Dieses Zögern scheint nicht das Ergebnis eines psychodynamischen Konflikts zu sein, dem ein bestimmter Gedanke zugrunde liegt, über den die Person nicht sprechen möchte, oder die Erfahrung, mit einem angstbesetzten psychischen Bereich oder beunruhigenden Gefühlen in der Übertragung konfrontiert zu werden; es handelt sich vielmehr um ein Zögern, das dem Patienten aufgezwungen zu sein scheint. Es entsteht der Eindruck: Irgendetwas stimmt hier nicht.

»Ich weiß nicht« oder »Ich fühle mich etwas komisch« sind typische Antworten von Patienten auf die Frage des Analytikers nach ihrem Wohlbefinden. Aber Patienten, die kurz vor dem Zusammenbruch stehen, reagieren unverkennbar anders. Zusätzlich dazu, dass sich Tonfall und Stimmlage verändern, bewegen sie sich womöglich auch anders. Wenn sie zur Couch gehen, sich hinlegen und durch den Raum gehen, erscheinen sie zögerlich; sie wirken zerstreut, geistesabwesend und nicht ganz in ihrem Körper, vielleicht stoßen sie einen Tisch um oder stolpern; statt im Wartezimmer zu sitzen, stehen sie da und wirken verloren.

Ein häufiges Anzeichen für einen bevorstehenden Zusammenbruch ist also ein Selbst in einem entfremdeten Zustand, das ohne Bezug zu dem es umgebenden Raum in eine mittlere Entfernung starrt; dieser Zustand des Selbst wird von ungewöhnlich langen Phasen des Schweigens begleitet. Vor allem bei Zusammenbrüchen von Jugendlichen lässt sich dies beobachten und sollte mit großer Ernsthaftigkeit als eines der wichtigsten Anzeichen für eine drohende Dekompensation betrachtet werden, ganz besonders, wenn es auf ein offensichtliches Scheitern der Beziehung des Selbst dieser Jugendlichen zu ihren Gleichaltrigen folgt.

Es ist von größter Bedeutung, dass der Psychoanalytiker spürt, wie sich die Sprechweise des Patienten verändert. Auch die Vorstellung vom Patienten im Unbewussten des Analytikers erfährt jetzt eine Veränderung und wenn er sie wahrnimmt, wird er auf das Dilemma des Analysanden aufmerksam, oft bevor die oben genannten Anzeichen zu beobachten sind.

In solchen Momenten ist die Reaktion des Analytikers entscheidend. Wenn er merkt, dass sich etwas verändert hat, fühlt er sich unwohl und ängstlich. Diese Signalangst ist wichtig; sie sollte den Analytiker dazu veranlassen, die notwendigen Maßnahmen zu ergreifen, um den Patienten vor dem Ausbruch eines schweren Zusammenbruchs zu erreichen. Der Analytiker wird sich bereits jetzt unbewusst an die neuen Muster anpassen, die das Leben und die Beziehungen des Patienten beeinflussen. Selbst wenn er diese Muster noch nicht in Worte fassen kann, lernt er etwas Neues, das später für Erklärungen und etwaige lebensrettende Deutungen zur Verfügung stehen wird. Es ist – unabhängig von den Hinweisen, die der Analysand gibt – wichtig, dass der Analytiker zusätzliche psychoanalytische Hilfe anbietet, bevor sich der Patient in eine ausweglose Situation begibt.

Die zweite Art des Zusammenbruchs tritt recht plötzlich und ohne erkennbare Übergangszeit auf. Dies geschieht am häufigsten bei Patienten, die sehr verletzlich sind, aber sich hartnäckig dagegen wehren.

In dieser Situation ist es von entscheidender Bedeutung, dass der Analytiker im Detail über die Ereignisse der vorangegangenen Tage Bescheid weiß, die eine psychische Katastrophe ausgelöst haben könnten. Ein solches Ereignis wird es immer geben, aber ich habe noch nie einen Patienten erlebt, der es beschreiben wollte. Der Analytiker muss also bereit sein, mehrmals das Wort »nichts« zu hören.

Wir kommen jetzt zur ersten wichtigen Abweichung von der analytischen Technik, die im Normalfall angewendet wird. Der Analytiker, der selten Fragen stellt, muss jetzt neugierig werden. Schon diese Tatsache an sich verleiht der Präsenz des Analytikers eine therapeutische Wirkung, die vom Patienten als anders, ja sogar als beispiellos und höchst effektiv erlebt wird; es ist, wie wenn der Analysand mit seiner ablehnenden Haltung auf einen engagierten Analytiker trifft: Dieser wird zum Detektiv, mit dem sich Freud häufig verglichen hat.

Bei den Diskussionen über freie Assoziation stellte Freud fest, dass das Material, das von geringster Bedeutung zu sein scheint, das wichtigste ist. Meiner Erfahrung nach ist es am besten, den Patienten zu bitten, einfach zu berichten, was er in den letzten Tagen getan hat. »Sagen Sie mir, was Sie am Wochenende gemacht haben.« Bei dem, was er über die jüngste Vergangenheit erzählt, wird es ein einschneidendes, oft scheinbar harmloses Ereignis gegeben haben, das den Patienten aufgewühlt hat, und er weiß nicht, warum. Dieses Ereignis ist so bedeutungsvoll wie der *Urtraum* des Ichs, der, wenn er entschlüsselt wird, miteinander verflochtene Verstehensprozesse in Gang setzt, die auf Empathie und Deutung beruhen und sich als äußerst wichtig erweisen werden.

Belinda kam an einem Montag zur Sitzung. Es war offensichtlich, dass etwas an ihr anders war; sie schien Schwierigkeiten zu haben. Ich konnte an diesem Tag nicht herausfinden, warum sie sich so anders fühlte, aber am Dienstag erzählte sie mir, dass sie am Samstag in einem Laden gewesen war, um ihre Lieblingsmischung für einen Möhrenkuchen zu kaufen, und dass es diese Mischung nicht gab. Sie hatte geplant, diesen Kuchen für eine ganz besondere Freundin zu backen, sie konnte ihn vor ihrem geistigen Auge im Regal sehen und als er nicht da war, konnte sie es nicht glauben. Sie suchte den ganzen Laden nach der Backmischung ab, bat das Personal, die Backmischung für sie zu suchen, doch niemand konnte ihr erklären, warum sie fehlte.

Während dieses Ereignisses spürte Belinda, wie sie einbrach. Sie ging zu einer Bushaltestelle vor dem Geschäft und setzte sich wie benommen hin; sie hatte das Gefühl, dass alles zerstört sei. Sie musste noch andere Dinge einkaufen und erledigen, aber sie konnte die Energie hierfür nicht aufbringen.

In einem solchen Moment ist es wichtig, dass der Psychoanalytiker dem Analysanden viel Zeit lässt, um seine mit dem Ereignis verbundenen *Gedanken* zu sammeln. Dieses Sammeln von Informationen ist entscheidend für das, was danach kommt. Wir sollten beachten, dass in dieser Phase nicht Emotionen, sondern Informationen gefragt sind. Eine Person zu fragen, wie sie sich fühlt, ist unproduktiv und wird zu banalen, verallgemeinernden Äußerungen führen.

Wenn es schwerfällt, sich dies vorzustellen, denken Sie an ein vorpubertäres Kind. Es kommt mit einem veränderten Gesichtsausdruck von der Schule nach Hause und geht ohne zu grüßen in sein Zimmer. Etwas ist schief gelaufen. Eine besorgte Mutter könnte versucht sein, in sein Zimmer zu eilen, hineinzuplatzen und zu fragen, was passiert ist. Aber eine aufmerksame Mutter wird dem Kind etwas Zeit geben, sich zu erholen, bevor sie an die Tür klopft. »Geh weg«, bedeutet: »Noch nicht«; »Komm herein«, ist ein Anfang.

»Also, was ist los?«, kann ein guter Weg sein, um das Problem anzugehen, aber die übliche Antwort wird »Nichts« sein. Wenn die Mutter wartet, laufen dem Kind ein wenig später vielleicht Tränen über das Gesicht und es vergräbt seinen Kopf im Kissen. Hinreichend gute Eltern werden das Kind in Ruhe lassen, damit es sich sammeln kann, bevor es ihnen sagen kann, was passiert ist. In den meisten Fällen führt dies zu längeren Gesprächen und das Kind wird sich erholen, sich gesund fühlen und wieder für das Leben gerüstet sein.

Gleichermaßen muss der Psychoanalytiker warten, bis der Analysand in der Lage ist, zu sprechen; wenn er den Eindruck hat, dass dies länger als die verbleibende Zeit der Sitzung dauert, besteht die angemessene Maßnahme darin, mehr Zeit zur Verfügung zu stellen. Zeit ist die Variable, die darüber entscheidet, wie gut man einem Patienten helfen kann, der am Rande des Zusammenbruchs steht.

Belinda erinnerte sich, dass sie einen Möhrenkuchen backen wollte, weil ihre Freundin gesagt hatte, dass sie Möhrenkuchen so gerne möge und schon lange keinen guten mehr gegessen habe. Meine Patientin kannte die perfekte Backmischung, wusste aber nicht, wie man einen Möhrenkuchen von Grund auf zubereitet, und war verängstigt.

Würde ihre Freundin den Kuchen mögen oder würde sie die Nase rümpfen und Belinda würde sich gedemütigt fühlen?

Das Abendessen hatte am Sonntag stattgefunden. Aus kulinarischer Sicht war es nicht gut gelaufen, außerdem war Belindas veränderter Zustand aufgefallen, was ihren Mann dazu veranlasste, sie zu kritisieren. »Was ist denn mit dir *los*?«, fragte er, nachdem die Gäste gegangen waren. Sie konnte es ihm nicht erklären und verkroch sich – benommen von den Ereignissen, die sie nicht verstehen konnte – ins Bett.

Ihr Unbewusstes – so funktioniert es eben – hatte sie in den falschen Laden geführt. Die Backmischung war nicht dort, weil sie nie dort gewesen war. Es war eine Fehlleistung, eine Handlung, die sie vermasselt hatte. Wie sich später herausstellen sollte, war dies ihre Art, dagegen zu protestieren, dass sie sich dazu hinreißen ließ, ihrer sehr kritischen Freundin etwas Wertvolles schenken zu wollen. Der Möhrenkuchen war für sie eine Metapher. Sie wünschte sich verzweifelt, dass jemand, den sie wirklich liebte, etwas Liebenswürdiges in ihr sehen könnte, aber ihre Freundin war narzisstisch und hatte ihr gegenüber nie offen ihre Zuneigung bekundet.

Was Belindas Fehlleistung von einem gewöhnlichen psychoneurotischen Ereignis unterscheidet, ist das Ausmaß des *psychischen Schmerzes*, der durch diesen Vorfall hervorgerufen wird. Diese Anzeichen von schwerem Leid sind charakteristisch für Menschen, die kurz vor einem Zusammenbruch stehen. Es ist, wie wenn die Psyche leiden würde, weil sie ihre dringenden Gedanken und Ängste nicht verarbeiten kann, sodass der Patient handlungsunfähig ist. Hinter dem psychischen Schmerz verbergen sich ein akuter Verlustzustand und Trauer: Die Erkenntnis, dass die Person die Fähigkeit zu denken verliert, geht mit der Überzeugung einher, dass sie damit ihr Selbst verloren hat.

Später konnten wir in dem Wort »Möhrenkuchen« (Engl.: carrot cake) eine phonemische Fehlbildung erkennen, die eine Bedeutung hat. »Carrot« (Dt.: Möhre bzw. Karotte) enthält die Laute »care« (Dt.: sich kümmern) und »out« (Dt.: aus), obwohl das »out« fast stumm ist. Unbewusst war Belinda auf der Suche nach einem Objekt, von dem sie wusste, dass es ihren Gast nicht kümmern würde und dass ihre Bemühungen daher fehlschlagen würden. Indem sie den Möhrenkuchen zubereitete, schuf sie eine Situation, in der ihr Bemühen, sich (um ihre Freundin) zu kümmern, zurückgewiesen werden würde. (Später hörte sie in »carrot« das Wort »garotte« [Dt.: Würgeisen] und dachte, dass sie vielleicht auch ein Gericht zubereiten würde, das ihre Freundin erwürgen würde.)

Ein Streit mit einem Freund oder die unerwartete Zurückweisung durch einen Partner ist der häufigste Auslöser für einen Zusammenbruch. Solche alltäglichen Ereignisse können latente psychische Probleme hervorrufen und in die Leere eindringen, die durch die

Zurückweisung entstand. Sie füllen die Lücke mit aufgeschobenen Affekten, die in der Regel von einem viel tieferen und beunruhigenderen Ereignis in der Kindheit herrühren, als sich das Selbst entwickelte.

Dies hat unmittelbare Auswirkungen: Der Patient regrediert, weil das Funktionieren auf einer höheren Ebene im Erwachsenenalter durch die psychische Situation des Selbst zum Zeitpunkt des auslösenden Ereignisses gestört wird. Wenn der Patient nicht sprechen kann und nicht mehr weiß, wo er ist, stammt das Trauma, das jetzt auftaucht, sehr wahrscheinlich aus einer präverbalen Phase seines Lebens. Er findet hierfür keine Worte. Ein Teil dessen, was er über sich selbst weiß, aber nie gedacht hat, erscheint nun durch eine schreckliche Veränderung in der Natur seines Wesens.

An diesem Punkt leidet das Ich unter dem Auftauen einer eingefrorenen Erinnerung. Dies wirkt sich auf das Selbst aus, führt zu Regression und dem Verlust einiger wichtiger Funktionen, aber ein zusammenhängendes Ich bleibt erhalten. Wenn aber in diesem Moment ein hinreichend gutes Anderes (das Relikt der Mutter) dem Selbst nicht hilft, indem es ein helfendes und ergänzendes Ich zur Verfügung stellt, ist der Verlust der Ich-Funktion sehr wahrscheinlich. Dies führt zu sehr beunruhigenden Veränderungen: die Unfähigkeit, sich auf die Aufgaben am Arbeitsplatz oder Anforderungen des normalen Lebens zu konzentrieren, das Unvermögen, sich an noch nicht lange zurückliegende Ereignisse zu erinnern, oder auch Gedanken, die merkwürdig und exzentrisch erscheinen. Der Patient ist unter Umständen nicht mehr in der Lage, zu hören, was andere Menschen sagen, oder aus einzelnen Wörtern zusammenhängende Sätze zu bilden.

Diese und andere Manifestationen der Auflösung des Ichs erzeugen primäre Angst. Das Selbst nimmt wahr, dass es die Kontrolle über das psychische Leben sowie die Fähigkeit, Aufgaben zu erfüllen und Beziehungen einzugehen, verliert. Es ist in seiner Existenz bedroht und im Begriff, verloren zu gehen.

Bevor wir die Abwehrmechanismen gegen die primäre Angst erörtern, sollten wir uns einen Moment Zeit nehmen, um sie mit der »Signalangst« zu vergleichen.

Bei der Signalangst handelt es sich um eine spezifische Reaktion; sie unterscheidet sich von der »frei flottierenden Angst«, die bis zu einem bestimmten Grad die meiste Zeit vorhanden ist und keine Verbindung zu ihrer ursprünglichen Quelle hat.

Wenn Sie ein rotes Hemd tragen und ein Feld überqueren müssen, auf dem Sie plötzlich einen Stier entdecken, nimmt Ihre Angst zu. Dies ist ein wertvoller affektiver Zustand, da er Sie darauf aufmerksam macht, dass Sie in Gefahr sind und handeln müssen.

Signalangst hat gewöhnlich mit einer spezifischen und begrenzten Bedrohung des Selbst zu tun, aber diese Bedrohung muss nicht von außen kommen. Wenn das Selbst in der Anfangsphase einer psychischen Störung plötzlich merkwürdige Symptome zeigt (z.B. die Unfähigkeit, sich an jüngste Ereignisse zu erinnern, ein schlechtes Urteilsvermögen oder eine Dissoziation), löst das Ich einen inneren Alarm aus. Dadurch wird das Selbst in Unruhe versetzt und darauf aufmerksam gemacht, dass in seinem Seelenleben etwas nicht in Ordnung ist und dass es Hilfe braucht. Viele Menschen wenden sich an einen Freund, wenn sie diese Art von Alarm spüren, um ihm zu sagen, dass sie sich seltsam fühlen, oder sie suchen eine Therapie auf.

In der Adoleszenz – einer Zeit, in der eine große Gefühlsintensität mit emotionaler Unreife einhergeht – ist Signalangst sehr verbreitet. Junge Menschen fühlen sich oft nicht in der Lage, sich an Freunde und die Familie zu wenden und deuten ihre Ängste als schicksalhafte Vorboten eines psychischen Zusammenbruchs. Wenn der Druck unerträglich wird, kann es sogar passieren, dass ein Jugendlicher Selbstmord begeht.

Es kommt zu primärer Angst, wenn die Signalangst ihre Funktion nicht erfüllt hat. Es handelt sich hierbei nicht um eine Warnung, sondern um eine Form der Panik, die als Reaktion auf ein Gefühl der

Hilflosigkeit auftritt, welche durch den Verlust der Ich-Funktionen hervorgerufen wird. Die Panik ist so groß und beängstigend, dass sie starke Abwehrmechanismen auslöst, wie wenn das Ich einen allerletzten Versuch unternimmt, einen Zusammenbruch abzuwenden.

Wenn Menschen in diesem Zustand ins Krankenhaus kommen, werden die Kliniker in der Regel Zeuge der Abwehrmechanismen, die gegen die primäre Angst mobilisiert wurden. Der Abwehrmechanismus, der am häufigsten auftritt, ist der scheinbare Verlust von Emotionen. In Wirklichkeit sind sie aber nicht verloren gegangen, sondern wurden verdrängt, damit sie nicht gespürt werden müssen. Eine weitere, weit verbreitete Abwehrstrategie ist gekünsteltes oder rhetorisch manieriertes Sprechen, wie wenn die Person aus einem Telefonbuch vorliest. Eine andere Strategie ist eine unechte Anpassung, die darauf abzielt, andere davon abzuhalten, aufdringliche Fragen zu stellen und Hilfe anzubieten.

Alle diese Abwehrmechanismen sind Formen eines teilweisen Rückzugs.

Wenn es einer Person nicht gelingt, ihre primäre Angst mit diesen weiter entwickelten Formen der Bewältigung zu lindern, wird sie radikalere Schritte unternehmen, wie sich beispielsweise von allen Kontakten mit Menschen zurückziehen. Dies kann man am häufigsten bei klinischen Depressionen beobachten, kommt aber auch bei Menschen vor, die einen Zusammenbruch erleiden, wenn sie spüren, dass sie ihre Ich-Funktionen verlieren. Eine andere Reaktion ist die agitierte Depression, bei der eine Person den Eindruck des Gegenteils eines Rückzugs erweckt; sie sucht vielmehr das Gespräch mit anderen Menschen und redet ständig, wobei sie über die Probleme spricht, die das Selbst bedrängen.

Dieses zwanghafte Reden kann von Klinikern als Ausbruch einer Zwangsstörung (OCD: Obsessive Compulsive Disorder) gedeutet werden, aber in Wirklichkeit stellt es einen Versuch der Psyche dar, die Realität durch eine mentale Alternative zu ersetzen, sodass die

Welt der Gedanken von der Welt der Realität Besitz ergreift. Der Erregungszustand resultiert aus einem strukturellen Versagen des Ichs bei der Bewältigung innerpsychischer Einflüsse, unabhängig davon, ob der Zusammenbruch auf ein äußeres oder inneres Ereignis zurückgeführt werden kann. Indem das Individuum Andere zum Reden findet, versucht es, aus seiner eigenen in die Psyche eines anderen Menschen zu fliehen, aber dieser Versuch der projektiven Identifikation scheitert, da die Quelle der Angst endopsychisch ist. Dies wird unvermeidlich dazu führen, dass das Selbst wieder panisch wird.

Wenn eine Person sich weiterhin in diesem Erregungszustand befindet, so kann dies schlimme Folgen haben. Indem die Person zu viel über ihr Selbst spricht, entledigt sie sich des Inhalts ihres Verstandes und verlagert ihn auf die vielen Menschen, die durch ihr Zuhören und ihre Hilfsbereitschaft unwissentlich am Prozess des Zusammenbruchs mitgewirkt haben. Übermäßiges Sprechen führt dazu, dass das Selbst seine Fähigkeit verliert, aus seinen eigenen unbewussten freien Assoziationen zu lernen, da die Gedanken ausgelagert sind und zerredet werden, bis sie nicht mehr existieren.

Außerdem führt diese Auslagerung der Gedanken des Selbst durch Projektion zu einer *psychotischen Demokratisierung,* bei der die Rangfolge, die zwischen unterschiedlichen Bedeutungen existiert, verloren geht. Ein Gedanke ist dann genauso bedeutsam wie der nächste. Fehlt eine solche hierarchische Ordnung, ist das Selbst ohne psychisches Ruder. Es gibt nur noch eine Richtung und die ist kreisförmig. Es entsteht ein psychotischer Teufelskreis, in dem die Person sich endlos im Kreis dreht und dreht und dreht. Manchmal hat sie das Gefühl, etwas begriffen zu haben, aber nichts bleibt haften und es findet kein Verstehen statt.

Wenn das Selbst weiterhin seiner psychischen Inhalte entleert wird, nimmt der Denkprozess an sich ab und das Selbst ist auf Andere angewiesen, um seine Gedanken zu denken. Dies kann in einer Gruppe von Menschen stattfinden, die sich nicht kennen und deshalb auch keine gemeinsamen, auf einander abgestimmten Gedanken entwickeln können. Innerhalb weniger Tage kann dies zu einer *psychischen Dehydrierung* führen, dem Austrocknen des psychischen Lebens. Das Selbst ist nur noch eine Stimme. Die Gedanken tauchen in schnellem Tempo auf, aber hinter den Gedanken verbirgt sich nichts Lebendiges, außer wiederholten, dringenden Hilferufen.

Solche eindringlichen Appelle erwecken möglicherweise den Anschein, als wolle man sich auf den Anderen einlassen, aber in Wirklichkeit ist dieser Erregungszustand eine Form des Rückzugs. Es ist ein Versuch, eine Omnipotenz des Denkens aufrechtzuerhalten, in der die Worte und Gedanken Anderer zunichte gemacht werden. Das Individuum wendet sich jetzt Selbstmordgedanken zu oder zieht sich auf seine stumme, omnipotente Wut zurück, die darauf beruht, dass es trotz aller Bemühungen, um Hilfe zu bitten, von allen im Stich gelassen wurde.

In späteren Kapiteln werde ich ausführlich auf meine Arbeit mit einigen dieser Patienten eingehen. Zuvor müssen wir uns jedoch mit den Richtlinien für die Arbeit mit Personen befassen, die einen Zusammenbruch erleiden. Wie bespricht man mit ihnen die Veränderungen des äußeren Rahmens?

Kapitel 3

Die Richtlinien

Dieses Buches basiert auf der Annahme, dass jeder einigermaßen erfahrene Psychoanalytiker oder psychoanalytische Psychotherapeut in der Lage sein sollte, den Bedürfnissen der meisten Menschen gerecht zu werden, die einen Zusammenbruch erleiden. Die Vorbereitung einer Person auf die psychoanalytische Arbeit unter ungewöhnlichen Umständen erfordert jedoch eine genaue Berücksichtigung der Einzelheiten, die sich ändern.

Ich erwähnte bereits, dass es ein Team geben muss, das den Analytiker bei seiner Aufgabe unterstützt. Tatsächlich bietet der Analytiker eine »Krankenhausbehandlung« in der gewohnten Umgebung des Patienten ohne die traumatische Wirkung eines Krankenhausaufenthalts an. Es ist hierbei von entscheidender Bedeutung, dass der Patient bei Bedarf Unterstützung bekommt, um während des Zusammenbruchs mit den praktischen Aufgaben des Lebens fertig zu werden.

Der Vorschlag des Analytikers, die Analyse zeitlich zu erweitern, hat ernste psychische Auswirkungen. Der Analytiker muss erklären, wie sich der Rahmen verändert und warum. Ich möchte nicht versuchen, dies abstrakt zu erläutern, sondern ein typisches Beispiel geben, was ich dem Patienten in so einem Fall sage:

Ich kann sehen, dass Sie eine schwierige Phase durchmachen und dass dies eine wichtige Zeit für Sie ist. Üblicherweise gehe ich so vor, dass ich allen meinen Patienten in schwierigen Phasen empfehle, die Anzahl der Sitzungen zu erhöhen, damit wir uns Zeit nehmen können, das Geschehene zu verarbeiten. Ich möchte – wenn Sie damit einverstanden sind –, dass Sie jeden Tag zur gewohnten Zeit kommen und dann nochmals um 17.30 Uhr.

In dieser Phase kann uns Dr. Branch unterstützen – ich möchte, dass Sie ihn aufsuchen. Er ist ein Psychiater, mit dem ich zusammenarbeite, für den Fall, dass wir feststellen, dass Sie Medikamente oder andere medizinische Hilfe benötigen. Ich bitte Sie, ihn heute oder morgen aufzusuchen – einen Termin kann ich für Sie vereinbaren. Sie werden Dr. Branch einmal pro Woche sehen, zumindest in den nächsten Wochen. Ich möchte auch, dass Sie zu Ihrem Hausarzt gehen.

Wenn der Patient weitere Betreuer eines ambulanten Teams benötigt, würde ich so etwas sagen wie:

Ich glaube, Sie brauchen im Moment zusätzliche Unterstützung, und ich bin mir sicher, dass Ihre Schwester [Ihr Bruder, Ihr Nachbar, ein enger Freund] von Ihren Schwierigkeiten weiß. Wenn es Ihnen gut damit geht, sie um tägliche Besuche zu bitten, um Ihnen bei den Mahlzeiten oder anderen Dingen zu helfen, rufen Sie sie bitte an. Ich kann keinen Kontakt zu ihnen aufnehmen, da meine Beziehung zu Ihnen vertraulich bleiben muss, aber Sie können gerne auf mich verweisen und sagen, dass ich Ihnen dies empfohlen habe. Mit Ihrem Psychiater können Sie darüber auch sprechen, er kann Sie bitten, sich mit Ihrer Schwester zu treffen und er wird die erforderliche Betreuung koordinieren. Meiner Erfahrung nach ist diese Art der zusätzlichen Unterstützung in der Regel höchstens für ein paar Wochen erforderlich.

Als ich als Analytiker in England arbeitete, fügte ich oft hinzu:

In solchen Situationen erleichtert es unsere Arbeit, wenn sich jemand um Ihren Hin- und Rückweg kümmert. Ich werde mit einem örtlichen Taxiunternehmen vereinbaren, dass ein Fahrer verfügbar ist, der Sie hierher und nach Hause bringt. Er heißt Edward. Sein Honorar ist sehr angemessen, er ist zurückhaltend und wird Ihnen keine Fragen stellen.

Und wie ist es mit der Bezahlung? Ich erkläre dies folgendermaßen:

Obwohl wir die Anzahl Ihrer Sitzungen erhöhen, zahlen Sie nur das, was Sie auch sonst im Laufe einer Woche zahlen. Dies ist keine Ausnahme, die ich für Sie mache, sondern meine übliche Vorgehensweise.

Die Berechnungsgrundlage für mein Honorar berücksichtigt solche Eventualitäten.

Wenn ich dies meinen Patienten sage, erreiche ich mehrere Dinge.

Die *Art und Weise*, wie man ihnen diese Veränderungen mitteilt, ist entscheidend. Der Hinweis, dass es sich bei diesen Maßnahmen um eine übliche Vorgehensweise handelt und dass es immer eine Gruppe von Menschen gibt, die bei Bedarf bereitwillig einspringen und helfen, ist in einer Zeit, in der die meisten Analysanden nahezu panisch sind, sehr beruhigend.

Diese Erläuterungen fungieren als Narrativ, das einen vorübergehenden Halt bietet und den Analysanden auf das vorbereitet, was kommen wird. Die wiederholte Verwendung von Ausdrücken wie »übliche Vorgehensweise« und »klinische Richtlinien« unterstreicht die Tatsache, dass es sich nicht um eine individuelle, sondern um eine professionelle Intervention handelt. Dadurch wird betont, dass die Entscheidung wohlüberlegt und klug ist und die beste Vorgehensweise darstellt. Sie ergibt sich einfach aus der eigenen Ausbildung. Man fordert den Patienten implizit und gelegentlich auch explizit auf, sich zu entspannen und dem analytischen Prozess zu vertrauen.

Zu diesem Zeitpunkt ist es äußerst wichtig, das Vertrauen des Patienten in die Vorgehensweise und Professionalität der angewandten Methode zu gewinnen, denn es handelt sich um einen entscheidenden Moment in seinem Leben. Wenn man in der Lage ist, die analytische Arbeit zu intensivieren und eine Umgebung zu schaffen, die dem Patienten während des Zusammenbruchs Halt gibt und seinen Bedürfnissen gerecht wird, kann die Erfahrung zu einem Durchbruch werden, der ihn für den Rest seines Lebens verändern und stärken wird. Falls nicht, kann es zu einer Katastrophe kommen.

Hat man es mit einer Person zu tun, die gerade einen Zusammenbruch erleidet, sollte man vor allem nicht zu spät dran sein. Meine Erfahrung bei Supervisionen mit Klinikern hat in solchen Situationen gezeigt: Der weitaus häufigste Fehler besteht darin, dass der Analytiker es versäumt, ein Halt gebendes Umfeld zu schaffen, bevor der Zusammenbruch einsetzt. Häufig passiert Folgendes: Der Analytiker sieht die Krise nicht voraus, um für den Patienten dazusein, wenn sie eintritt, sondern versucht im Nachhinein vergeblich, auf etwas zu reagieren, das bereits geschehen ist. Da der Patient keinen Halt findet, wird seine Panik zunehmen und das zurückliegende auslösende Ereignis (oder die in der frühen Kindheit angelegten psychischen Strukturen), das jetzt auftaucht, trifft auf vergleichbare Misserfolge oder Verletzungen des Ichs, die in der frühen Kindheit auftraten.

Das aktuelle Trauma bestätigt jetzt, dass die ursprüngliche Situation – sei es die Verinnerlichung des elterlichen Wahnsinns oder die inadäquate Reaktion des Selbst auf die Welt – die Wahrheit ist. Hat dieser Prozess einmal begonnen, kann er meiner Meinung nach nicht mehr rückgängig gemacht werden.

Vor allem in den Vereinigten Staaten fand in den letzten vierzig Jahren eine Tragödie statt; sie bestand darin, dass wohlmeinende, fürsorgliche Kliniker aus Angst vor Rechtsstreitigkeiten dazu verleitet wurden, eine Art defensiver Psychotherapie zu praktizieren. Sie überwiesen viel zu bereitwillig an einen Facharzt für Psychopharmakologie und ließen ihre Patienten im Stich, da sie ängstlich sind, zögern und offensichtlich mangelndes Vertrauen in den psychoanalytischen Prozess haben. Ich habe größten Respekt vor meinen amerikanischen Kollegen, aber die Einschränkungen ihres Rechts auf berufliche Freiheit sind so gravierend, dass sie sich bei der Behandlung von sehr gestörten Menschen allzu oft nicht von ihrem klinischen Urteilsvermögen leiten lassen. Diejenigen, die darauf beharren, gehen mutig ein Risiko ein.

Nachdem der Analytiker dem Analysanden vorsichtig erklärt hat, dass er eine Änderung des Behandlungsplans empfiehlt und sich dabei von seinem klinischen Urteil leiten lässt, wird der Analysand häufig Einwände erheben.

Ich halte einen gewissen Widerstand gegen diese Art von Veränderung für ein gutes Zeichen. Der Wunsch, Normalität aufrechtzuerhalten, gehört zum Lebenstrieb; es ist wichtig, dass der Analytiker diesen Wunsch unterstützt und dem Patienten gleichzeitig versichert, dass die Veränderung der Intensität lediglich dazu dient, ihm in der gegenwärtigen Krise zu helfen.

Alle Patienten, deren Analyse auf zwei Sitzungen pro Tag erweitert wurde, konnten zum größten Teil ihren Arbeitsplatz beibehalten und benötigten bei der Arbeit nur wenige Stunden Fehlzeit. Im Gegensatz zu Amerika profitieren die Menschen im Vereinigten Königreich von recht flexiblen Vereinbarungen am Arbeitsplatz, die es im Allgemeinen möglich machen, dass Menschen vorübergehend nur wenige Stunden am Tag arbeiten, ohne dass es zu aufdringlichen Nachforschungen kommt.

Aus klinischer Sicht ist es in der Regel besser, wenn die betreffende Person weiterarbeitet, auch wenn sie sich eine Zeit lang auf ihr elementares prozedurales Gedächtnis und ihre bisherigen Gewohnheiten verlässt.

Ich erkläre ihnen, dass sie in dieser Zeit keine anstrengende Arbeit übernehmen sollten; wir können vielleicht besprechen, was in den nächsten zwei Wochen ansteht und wie bestimmte Aufgaben eine Zeit lang an andere delegiert werden können. Der Wert der Weiterarbeit liegt nicht nur darin, dass ein wichtiger Teil ihres Lebens ungestört bleibt, sondern auch darin, dass die dem Arbeitsleben innewohnende Ich-Funktion weiter besteht. Für die Methode, die ich verfolge, ist es wichtig, dass *der Analytiker zu jeder Zeit die Ich-Stärken des Ana-*

lysanden unterstützt, da sie einen wichtigen Teil des Halt gebenden psychischen Umfelds und des Genesungsprozesses darstellen.

Die Patienten machen sich oft Sorgen wegen des Honorars, deshalb möchte ich den Lesern eindeutig zu verstehen geben, dass die Vereinbarung bezüglich des Honorars keine Frage des Altruismus meinerseits darstellt.

An dieser Stelle versuche ich aus klinischen Gründen, die Analysanden von jeglichem Stress in ihrem Leben fernzuhalten. Wenn sie bereits unter großem Druck stehen und voller Angst sind, ist die Angst, Schulden zu machen, das Letzte, was sie brauchen; ich bin ebenso sehr darauf bedacht, alles dafür zu tun, dass dies meine eigene Psyche nicht belastet. Wenn ich die bevorstehende Aufgabe bewältigen soll, möchte ich mich nicht damit belasten und von dem Gefühl ablenken lassen, ich müsse die Dinge überstürzen, falls der Patient die Kosten nicht tragen kann.

Die bei Weitem einfachste Lösung besteht darin, das Thema Honorar zu streichen. Wie bereits gesagt, mache ich deutlich, dass dies meine übliche Vorgehensweise ist; die meisten (nicht hysterischen) Analysanden empfinden dies auch nicht als einen verlockenden Versuch, ihnen das Gefühl zu geben, etwas Besonderes zu sein. Zum Zeitpunkt des Zusammenbruchs sind sie zu traumatisiert und aufgrund ihres inneren Zustands zu panisch, um so zu reagieren. Trotzdem muss man damit rechnen, dass der genesene Patient im Nachhinein Schuldgefühle bekommt, wenn er darüber nachdenkt, was in dieser Zeit der Regressionen geschehen ist. Deshalb mache ich immer deutlich – manchmal auch mit Ironie –, dass ich die zusätzlichen Sitzungen nicht in Rechnung stelle und keine Ausnahmeregelung für einzelne Analysanden treffen werde.

Analysanden machen sich oft Gedanken darüber, wie sie ihrer Familie und ihren Freunden erklären sollen, was passiert ist. Da sich die Angehörigen jedoch in der Regel über deren Zustand bereits Sorgen machen, kann ich darauf verweisen, dass sie wahrscheinlich erleichtert sind, dass die Analysanden zusätzliche Sitzungen in Anspruch nehmen, um mit ihrer Situation zurechtzukommen.

Nachdem ich diese Fragen geklärt habe, bringe ich die Idee einer Vereinbarung zwischen dem Analysanden und mir ein. Ich fordere ihn auf, sich an den veränderten Zeitplan zu halten und sich zu verpflichten, ihn umzusetzen, bis wir beide das Gefühl haben, dass er sich bewährt hat. Wir gehen meinen Vorschlag dann ein letztes Mal durch und wenn es noch irgendwelche Bedenken gibt, besprechen wir sie. In beinahe allen Fällen ist der Patient damit einverstanden.

Vielleicht gibt es noch ein paar verbleibende Ausweichmanöver: »Aber kann ich nicht morgen mit meinen Freunden zum Essen gehen?« Oder: »An meiner Arbeitsstelle gibt es ein wichtiges neues Projekt, bei dem ich wirklich von Anfang an dabei sein sollte.« Ich sage meinen Patienten, dass sie dies im Moment unterlassen sollten. Sie seien schwer erkrankt und wir müssten ihre Krankheit ernst nehmen, das bedeutet, dass sie der Behandlung absolute Priorität einräumen müssen. Dies ist eine Zeit, in der die Patienten eine Art Zufluchtsort suchen sollen, wo eine vertiefte Psychoanalyse stattfindet und die Besonderheit dessen, was passiert, zur Sprache gebracht werden kann.

Was also beschäftigt Analytiker und Analysand vor Beginn dieser Arbeitsphase?

Der Analytiker hat vielleicht eine Ahnung davon, was passieren wird, wenn der Analysand den Zusammenbruch mit voller Wucht erleidet, aber meiner Erfahrung nach ist es am besten, sich darüber im Vorhinein keine Gedanken zu machen. Wer offen ist, ist unbewusst aufnahmebereit für das, was sich in den folgenden Wochen abspielen wird. Dies stellt natürlich eine Herausforderung dar, aber der Analytiker wird wertvolle Informationen aus dem Innersten seines Analysanden erhalten und jetzt ist es an der Zeit, sich genau zu konzentrieren, zuzuhören und alles, was gesagt wird, in sich aufzunehmen.

Und was versteht der Analysand von dem, was geschehen wird? Warnungen – wie die starken Winde und die Brandung, die einem Hurrikan vorausgehen – gab es oft genug, dass etwas Ernstes passieren wird und Notfallmaßnahmen ergriffen werden müssen. Der Patient erlebt eine Mischung aus Signalangst und primärer Angst, die ihn dazu veranlasst, sich auf die Vorgehensweise des Analytikers einzulassen, da sie rein gefühlsmäßig eine Containerfunktion übernimmt. Es ist sehr beruhigend, wenn der Patient weiß, dass es eine psychoanalytische Vorgehensweise gibt, die dem heftigen Ausbruch einer psychischen Krankheit gewachsen ist.

In dem Gefüge, das den Patienten umgibt und ihn hält, stellt die Einschätzung der Zeit, die ihm zur Behandlung zur Verfügung steht, einen entscheidenden Aspekt dar. Wird die bevorstehende Herausforderung unterschätzt, indem nicht genügend Sitzungen angeboten werden, kommt es zu einem schweren Misserfolg, der dazu führt, dass der Analytiker Gefahr läuft, hinter die Geschwindigkeit, mit der sich der Zusammenbruch ereignet, zurückzufallen. Wenn der Analytiker zu viele Sitzungen empfiehlt, so ist dies weit weniger gefährlich, da die Anzahl der Sitzungen ohne Beeinträchtigung der Behandlung geändert werden kann. Dies muss natürlich von Fall zu Fall entschieden werden, aber im Großen und Ganzen empfehle ich bei einer Person, die einen sukzessiven Zusammenbruch erleidet, über einen längeren Zeitraum zusätzliche Sitzungen, während ich bei einem Patienten, der einen plötzlichen und akuten Zusammenbruch erlebt, eher ganztägige Sitzungen anbiete.

Ich weiß nicht, wie ich dem Analysanden vermitteln soll, welch große Bedeutung diese zwischenmenschliche Verpflichtung hat. Über die Einzelheiten des neuen Abkommens hinaus versteht er, dass sich ein anderer Mensch verpflichtet, das Schlimmste, was auf den Patienten zukommt, mit ihm durchzustehen. Und genau so fühle ich mich. Ich bin bereit, bei ihm zu bleiben, egal, wie lange es dauert (es sei denn, es würde sich herausstellen, dass das, was ich ihm zu Verfügung stelle, nicht adäquat ist), und ich bin mir sicher, dass sich dies in meiner Kommunikation mit dem Patienten widerspiegelt.

Ich muss klarstellen, dass dies keine Frage des Vertrauens in meine eigenen Fähigkeiten ist; es ist nur so, dass mich die therapeutischen Erfolge der psychoanalytischen Methode über Jahrzehnte hinweg immer mehr überzeugt haben; sie gibt einer Person ungehindert Zeit, frei mit einem anderen Menschen zu sprechen, ohne dass sie Angst haben muss, verurteilt zu werden. Die Aufrichtigkeit und Einfachheit dieser Methode ergeben einen tiefen Sinn. Wir Menschen sind in vielen Dingen schlecht, aber eine unserer Gaben ist die schöpferische Kraft unserer Sprache. Viel von dem, was in der Psychoanalyse geschieht, findet auf einer nonverbalen Ebene statt, trotzdem bleibt das sprachliche Potenzial *an sich* eine verlässliche Sache, eine im Unbewussten verankerte Struktur, die in der jeweils erforderlichen Weise genutzt werden kann.

Selbst wenn der Psychoanalytiker seine professionellen therapeutischen Standards aufrechterhält, so ist bei dieser Erweiterung der Analyse der menschliche Faktor bereits Teil des Heilungsprozesses. Dieser Aspekt wirkt sich besonders stark aus, wenn – wie dies häufig der Fall ist – die Person, die einen Zusammenbruch erleidet, als Säugling oder als Kind keine angemessene menschliche Fürsorge erfahren hat. Sie hatte vielleicht eine Mutter und einen Vater, die ihr Bestes taten, die ihre Pflichten als Eltern erfüllten, die alles richtig machten, die es gut meinten, deren Mitmenschlichkeit aber, wenn es darauf ankam – aus welchen Gründen auch immer –, für eine gute Elternschaft nicht ausreichte. Sie konnten einen Teil ihres empathischen Potenzials nicht ausleben. Vielleicht wurden sie durch die Schreie ihres Säuglings oder die Bedürfnisse ihres Kindes dazu bewegt, sich in entlegene, defensive Teile ihrer Persönlichkeit zu flüchten, oder sie waren durch ihre Karriere so abgelenkt, dass ihr Kind ständig den zweiten Platz einnahm.

Aber diesen Patienten ist ein solcher Hintergrund nicht immer präsent. Eigentlich ist die Kindheit eine unergründliche Erfahrung, die nicht kommuniziert werden kann. Selbst die aufmerksamsten Eltern können die inneren Kämpfe ihres Kindes nicht miterleben und manchmal können die Kinder eine tiefgreifende strukturelle Krise durchleben, die sich der elterlichen Wahrnehmung schlichtweg entzieht. Mit anderen Worten: Die Psyche ist ein gefährliches Phänomen und die Psyche eines Kindes ist besonders anfällig für die Unwägbarkeiten des Lebens. Unabhängig davon, ob die Bedürfnisse des Kindes von seinen Eltern nicht erfüllt wurden oder ob es einfach an der Kindheit selbst gelitten hat, nimmt das Selbst vieler Menschen frühe Traumata mit ins Erwachsenenleben.

Das weit verbreitete Scheitern des kindlichen Selbst ist in der Öffentlichkeit und in der Vorstellung der Kliniker aufgrund schrecklicher Geschichten über satanische Rituale, sexuelle Belästigung oder emotionalen Missbrauch in den Hintergrund getreten. Über Verbrechen gegen Kinder wird häufig genug berichtet, um die Öffentlichkeit zu alarmieren, und es versteht sich von selbst, dass die Opfer unsere klinische Aufmerksamkeit verdienen, aber die Menschen, die offen Gewalt erfahren und gelitten haben, bieten dem Psychoanalytiker ein anderes Bild als diejenigen, die in diesem Buch vorgestellt werden.

Wir haben es hier mit einer Situation zu tun, die relativ häufig vorkommt und vernachlässigt wurde; sie sollte Anlass zur Sorge sein, auch wenn sie uns nicht so unmittelbar trifft, wie die Situation des Selbst, das missbraucht wurde oder psychotisch ist.

Denn wenn normal funktionierende Menschen, die man als schizoid, zwanghaft oder depressiv diagnostizieren könnte, nicht mehr funktionieren und einen Zusammenbruch erleiden, kann dies ihr Persönlichkeitspotenzial, ihre Lebensqualität und ihre Beziehungen zerstören sowie ihre innere Welt für den Rest ihres Lebens beeinträchtigen.

Viele potenziell gefährdete Menschen vermeiden einen Zusammenbruch, indem sie unbewusst Beziehungen eingehen, die eine heilende Wirkung haben oder sich in ihr Berufsleben vertiefen. Ein guter Partner kann manchmal die unbewussten Kindheitstraumata heilen, die noch im Erwachsenen schlummern. Sich in die Arbeit zu vertiefen kann bereits so gewinnbringend sein, dass dies schon einen Zusammenbruch verhindern kann, der sonst vielleicht eingetreten wäre. Wenn die Person Glück hat, kann sie im Erwachsenenalter viele einzelne Momente erleben, die unbewusst kreatives Potenzial enthalten, sodass sie der Genese der Persönlichkeit dienen und das Selbst von innen heraus heilen; sie sind Teil des ungedachten Bekannten des alltäglichen Lebens.[4]

In diesem Buch geht es demzufolge um Menschen, deren Kindheitstraumata nicht transformiert und geheilt werden konnten und die deshalb irgendwann in ihrem Leben zwangsläufig einen Zusammenbruch erleiden.

4 Siehe Bollas, C. (2000): *Genese der Persönlichkeit.* Stuttgart: Klett-Cotta. Engl.: Bollas, C. (1992): *Psychic genera.* In: Bollas, C.: *Being a Character*. London: Routledge.

Kapitel 4

Emily

Emily war Mitte dreißig und arbeitete bei einer Wohnungsbaugesellschaft, die etwa zehn Meilen von meiner Praxis entfernt war. Sie sagte, sie sei zur Analyse gekommen, weil sie das Gefühl habe, dass ihre Kollegen sie zwar für eine sehr kompetente und hilfsbereite Person hielten, sie aber glaube, dass sie dies nur enormen Anstrengungen ihrerseits verdanke. Ihre Bemühungen würden darüber hinwegtäuschen, wie ängstlich und bedürftig sie sei. Sie erzählte mir, dass sie in einer Langzeitbeziehung mit ihrem Freund gewesen war; es sei sehr beruhigend gewesen, ihn um sich zu haben, aber in den letzten Jahren sei er ruhelos geworden, was ihre Ängste noch verstärkte. Emily sah blass aus, hatte Schwierigkeiten zu sprechen und schien ratlos zu sein.

Ihr Hausarzt überwies sie an mich und empfahl eine umfangreiche Analyse. In den ersten anderthalb Jahren erzählte sie mir ihre Geschichte der vielen Trennungen von ihren Eltern, die sie als Kind erlebt hatte, ihrer Ängste vor anderen Kindern und ihrer schlechten schulischen Leistungen. Sie war schüchtern, schaute mich kaum an, als ich sie im Wartezimmer begrüßte und ging zur Couch wie jemand, der schlafwandelt. Sie sprach mit sehr leiser Stimme, es herrschte langes Schweigen, gelegentlich schien sie Schwierigkeiten beim Schlucken zu haben, oft kämpfte sie mit den Tränen und wischte sich mit ihren Fingern die Augen.

Von einem Tag zum anderen hielt ich nicht nur die Zeiten fest, an denen sie sich ängstlich oder verletzlich fühlte, und die Orte, wo sie sich befand, als sie sich so fühlte, und warum sie sich so fühlte, sondern ich nahm auch ihre Stärken wahr. Zu einer Vergangenheit und

Gegenwart, die von großem Schmerz und persönlicher Verwundbarkeit geprägt waren, gehörten auch ihre Fähigkeiten, die wir nach und nach erkannten: die Art und Weise, wie sie Können, Entschlossenheit und Orientierung in ihrem Leben bewies.

Sie war mir gegenüber misstrauisch, ohne feindselig zu sein, wie wenn sie sich nicht auf mich verlassen könne, und sie schloss daraus, dass sie Abstand halten müsse. Wir besprachen dies in allen Details und brachten ihre Art zu leben und ihre Beziehungen zu gestalten mit Fantasien, die ihren Charakter prägten, und mit vergangenen Ereignissen, die ihr Verhalten beeinflussten, in Verbindung.

Eines Montags teilte Emily mir mit, dass ihr Freund sie verlassen habe. Er hatte schon seit einigen Monaten davon gesprochen, sie zu verlassen, denn er meinte, er könne ohne sie ein besseres Leben führen. Am Sonntag kam Emily von einem Spaziergang im Park zurück und fand die Wohnung leer vor, mit einem Zettel, auf dem stand, dass er sich in ein paar Wochen wieder melden würde. Sie ließ sich in ihren Sessel fallen und saß dort stundenlang. Als ich sie am nächsten Tag sah, ging sie wie eine lebende Tote. Sie war kreidebleich, hatte Mühe zu sprechen, und es herrschte langes Schweigen, als sie auf der Couch lag. Ihre Tränen flossen in Strömen. Obwohl der Weggang ihres Freundes nicht unerwartet kam, hatte ich das Gefühl, sie würde diesen Schock nur schwer verkraften können.

Nach der Sitzung rief ich mit ihrem Einverständnis ihren Hausarzt an, um ihm zu sagen, dass ich mir Sorgen um ihren Zustand mache, und wir vereinbarten, in Kontakt zu bleiben.

Am Dienstag kam sie in einem ähnlichen Zustand zur Sitzung, aber sie sah unordentlicher aus. Sie sagte: »Ach, übrigens, ich bin gerade mit meinem Auto von der Straße abgekommen. Es ist ein Totalschaden.« Obwohl sie durch dieses Ereignis aus der Bahn geworfen wurde, schaffte sie es, zur Arbeit zu gehen, aber es war schwierig für sie, ihre Aufgaben ohne Auto zu erledigen.

Am Mittwoch sagte sie überhaupt nichts. Sie hatte ein ungepflegtes Äußeres, als hätte sie sich nicht gewaschen. Ich fragte sie, ob sie sich um sich selbst kümmerte. Sie sagte »Nein« und war dann nicht mehr ansprechbar. Ich sagte ihr, dass ihr Zusammenbruch für mich absolut nachvollziehbar sei und der Weggang ihres Freundes sie meiner Meinung nach zutiefst erschüttert habe, aber die damit verbundenen Gefühle seien bei ihr noch nicht angekommen. Sie stand unter Schock. Ich sagte ihr, dass ich ihren Autounfall, ihre Unnahbarkeit in der Sitzung und die Tatsache, dass sie anscheinend nicht aß oder sich um sich selbst kümmerte, für Hinweise hielt, dass sie zusätzliche Hilfe benötige.

Sie fragte mich, woran ich denke; ich antwortete ihr und sagte, dass es meine übliche Vorgehensweise sei, wenn es jemandem schlecht gehe, eine zusätzliche Betreuung anzubieten, und dass ich gerne mit ihrem Hausarzt regelmäßig in Kontakt stehen würde. Zuerst bestand sie darauf, dass es ihr gut ginge, aber nach ein paar Minuten brach sie in unbändiges Schluchzen aus und sagte, es sei in Ordnung, wenn ich ihren Hausarzt kontaktiere. Es fiel ihr schwer, von der Couch aufzustehen und am Ende der Sitzung zu gehen.

Ich rief den Hausarzt an, wir besprachen die Situation und er erklärte sich bereit, sie am nächsten Nachmittag zu sehen.

Am Donnerstag teilte ich ihr dies mit. Sie reagierte nicht, aber bevor sie ging, fragte ich sie noch einmal, ob sie die Terminvereinbarung verstanden hätte; sie antwortete und sagte, sie würde hingehen. Ich fügte hinzu, dass ich sie am Wochenende sehen wolle, womit sie einverstanden war; außerdem sagte ich, sie sollte – da sie den Eindruck machte, sie sei desorientiert – mit einem Taxi zu unseren Sitzungen und wieder zurück fahren. Ich teilte ihr mit, ich hätte hierfür einen Fahrer und würde dafür sorgen, dass er sie von ihrer Arbeit abholen, vor dem Sprechzimmer warten und sie dann wieder nach Hause bringen würde. Da sie kein Auto hatte und die Fahrt mit öffentlichen Verkehrsmitteln nun sehr schwierig war, fand sie dies hilfreich. Angesichts ihrer psychischen Verfassung kamen wir überein, dass es gut wäre, in ihrem Büro anzurufen und mitzuteilen, dass sie am nächsten Tag nicht zur Arbeit kommen würde.

Am Montag ging es Emily noch schlechter. Sie hatte ihren Hausarzt aufgesucht, der meinte, sie solle wohl eher ins Krankenhaus gehen, aber wir waren uns einig, dass wir abwarten sollten, wie sich die Dinge in den nächsten Tagen entwickeln würden. Mit ihrem Einverständnis vereinbarte ich, dass ein Sozialarbeiter sie am frühen Abend besuchen solle, um zu sehen, wie es ihr geht; sie schien hierüber sehr erleichtert zu sein. Nach der Sitzung fuhr Edward sie in ihr Büro. Emily fand ihre Arbeit »beruhigend«. Sie sagte, es sei ihr gelungen, schwierige Aufgaben aufzuschieben, und ihre Kollegen hätten entgegenkommend und unaufdringlich gewirkt.

Sie hatte jetzt »Visionen«, die an eidetische Durchbrüche aus der Kindheit erinnerten. Es handelte sich nicht um hysterische Eingebungen, es gab keinen sekundären Krankheitsgewinn und die Visionen waren auch nicht angenehm. Es waren lebendige Bilder: die Mutter mit Schürze in der Küche; Emily, die der Mutter zu Füßen lag, während diese das Essen zubereitete; der Anblick des Familienautos, das auf der Straße verschwand. Letzteres Bild bezog sich auf einen Zeitraum von drei Jahren, in dem Emily von ihrer Tante betreut wurde und ihre Eltern nur alle paar Monate sah.

Aus psychoanalytischer Sicht war das Material, das hierbei zum Vorschein kam, entscheidend. Ich hörte aufmerksam zu und als ich zu verstehen glaubte, was diese Visionen über Emilys Vergangenheit aussagten, nahm ich erste Deutungen vor. Jedes Mal, wenn ich sie aus dem Wartezimmer abholte, schien sie noch eingefrorener als zuvor und auch durchtränkt von einer Art Wut. In einer Sitzung teilte ich ihr dies mit; in den darauffolgenden Tagen wurde sie sehr wütend auf mich, konnte aber den Grund hierfür nicht verstehen. Ich sagte ihr, sie müsse den Grund nicht kennen und auch nicht versuchen, ihre Wut in Worte zu fassen – ich könne sie erkennen und spüren. Ich hatte den Eindruck, dass ich die Mutter/der Vater geworden war, der/die sie verlassen hatte, und alles, was sie ihren Eltern gegenüber empfand, hatte jetzt im Behandlungszimmer einen Platz gefunden. Ich sagte ihr, es sei möglicherweise schmerzlich, aber dass ich es für wesentlich hielt, dass sie mit ihrem Leiden und den Abwehrmechanismen in Kontakt komme, mit denen sie sich ihr ganzes Leben lang über Wasser gehalten hatte.

Der Sozialarbeiter berichtete, dass es in Emilys Wohnung nichts Essbares gebe, dass sie sich nicht gewaschen habe, dass ihre Wohnung in Unordnung sei und dass überall ungeöffnete Rechnungen, darunter ein Steuerbescheid, herumlägen. Seine Kollegen und er kümmerten sich um Lebensmittel, sorgten dafür, dass ihre Kleider gewaschen wurden, und halfen ihr, ihre Wohnung und ihre Papiere in Ordnung zu bringen.

Wir vereinbarten, uns drei Wochen lang sieben Tage die Woche mit jeweils 90-minütigen Sitzungen zu treffen. Dann gingen wir für die nächsten zwei Monate zu fünf Tagen pro Woche über, aber immer noch mit Sitzungen, die neunzig Minuten dauerten. Innerhalb von drei Monaten hatte Emily ihren Zusammenbruch überwunden.

Im Verlauf dieser Wochen war sie mit Ausnahme einiger weniger Tage zur Arbeit gegangen. Die Visionen von ihrer Mutter in der frühen Kindheit lösten zuvor gebundene Affekte aus und sie überlebte den psychischen Schmerz dieses Wiedererlebens früher Erfahrungen. Ihre Körperhaltung veränderte sich: Während sie früher immer steif ging, wirkte sie jetzt etwas ausgefüllter und bewegte sich freier im Raum, wie wenn sie eine menschlichere Gestalt angenommen hätte.

In den folgenden zwei Jahren litt Emily aber immer noch unter erheblichen seelischen Schmerzen und in jeder Sitzung nahm sie ihre frühen Verluste erneut wahr. Vom Verstand her hatte sie die Entbehrungen ihrer Kindheit immer begriffen und wusste, dass ihr Gefühl der Irrealität, das sie als Erwachsene begleitete, der Tatsache geschuldet war, dass sie sich dem Leben entzogen hatte, da sie ihm nicht traute. Aber jetzt wusste sie aufgrund ihrer emotionalen Erfahrung unmittelbar, warum sie so gelebt hatte, wie sie es die ganze Zeit über getan hatte.

Ein entscheidender Aspekt des Transformationsprozesses von Menschen, die einen Zusammenbruch erlitten haben, ist die Verbindung mit den gesunden Anteilen ihres Selbst, da diese die Grundlage bilden, auf der ein neues Selbst entstehen wird. Emily konnte diese Verbindung erfolgreich nutzen. Unsere Anerkennung ihrer Ich-Stärken – des Anteils ihres Selbst, der es ihr ermöglichte, zur Arbeit zu gehen – ermöglichte ihr nun, ihre Fähigkeiten zu nutzen, um in ihrem Leben voranzukommen – ausgestattet mit einer neuen emotionalen Präsenz.

In gewissem Sinne spiegeln Zusammenbruch und Genesung den normalen Wachstums- und Entwicklungsprozess eines Menschen wider: Wir beginnen unser Leben in einem frühkindlichen Zustand und haben Eltern, von denen wir abhängig sind und die für uns sorgen, aber wir haben auch von Anfang an ein Kernselbst, das einen Entwicklungsprozess durchläuft. Für die Entwicklung des Selbst sind beide Formen der Fürsorge – von außen durch die Eltern und von innen durch das wachsende Ich – unerlässlich.

Obwohl ich ein Team zusammengestellt hatte, um Emilys Zusammenbruch aufzufangen, und das Gefühl hatte, dass wir vorbereitet waren, wurde mir im Nachhinein klar, dass ich zu vorsichtig gewesen war. Als der Sozialarbeiter über den Zustand von Emilys Lebenssituation berichtete, war klar, dass sie sich in einer sehr schwierigen Lage befand und früher hätte erreicht werden müssen. Ich ließ sie zu lange leiden, bevor ich etwas unternahm, und ironischerweise war es zum Teil meine eigene Angst, die mich daran hinderte, früher zu handeln. Ich wollte nichts unternehmen, wovon ich befürchtete, dass es die Grenze einer Analyse überschreiten würde.

Zweifellos hatte ich auch Angst vor der Aufgabe, die mir bevorstand. Wenn der Analytiker in der Gegenübertragung bei sich eine zu große Unruhe spürt, kann er die klinischen Anforderungen, mit denen er konfrontiert wird, nicht bewältigen. Vor allem muss er jene meditative Haltung einnehmen, für die sich Freud so hervorragend eingesetzt hat. Er muss seinen Weg zu einer »gleichschwebenden Aufmerksamkeit« finden, um für die freien Assoziationen und die Ausführungen des Analysanden über dessen Charaktereigenschaften offen zu sein.

Der neue Rahmen ist so angelegt, dass zunächst für den Analytiker gesorgt ist; er muss psychisch so weit zur Ruhe kommen können, dass er in der Lage ist, zu denken und seinen Patienten zu helfen. Als ich mit Emily arbeitete, kannte ich ihren Hausarzt kaum (ich hatte Edward nur einmal getroffen) und mit dem Team der Sozialarbeiter war ich noch nicht genügend vertraut, um sicher zu sein, dass das System, das mich unterstützen sollte, funktionieren würde. Ich wurde nicht sicher gehalten.

So stellte ich fest: Die Langsamkeit, mit der ich auf Emilys Verschlechterung reagierte, führte dazu, dass sich ihr Leidensweg verlängerte. Was vielleicht nur zwei Wochen gedauert hätte, wenn ich besser vorbereitet gewesen wäre, zog sich über mehrere Monate hin. Der seelische Schmerz, unter dem sie litt, war zum Teil darauf zurückzuführen, dass es mir nicht gelungen war, ihr rechtzeitig ein Halt gebendes Umfeld zu garantieren, wodurch sie Aspekte ihrer frühen Kindheit wiedererlebte.

Seitdem war ich entschlossen, in einer vergleichbaren Situation viel schneller zu handeln, um eine intensive Analyse einzuleiten und ein wirksames Betreuungssystem aufzubauen.

Kapitel 5

Anna

Anna, Mitte vierzig, kam über mehrere Jahre zu mir in psychotherapeutische Behandlung. Sie war eine dynamische, lebensfrohe und strahlende Frau und leitete eine führende IT-Firma in London; Anna lebte allein, hatte aber viele Freunde und Liebhaber. Obwohl sie aus ideologischen Gründen nichts gegen eine Ehe oder Monogamie hatte, wollte sie sich nicht auf eine langfristige Beziehung einlassen.

Als sie an einem Donnerstag um 15.00 Uhr zu ihrer Sitzung kam, konnte ich meinen Augen kaum trauen: Anna – normalerweise schön gekleidet, mit rosigen Wangen und mit ausdrucksstarkem Gesicht – war heute zerzaust, aschfahl und ausdruckslos. Sie setzte sich auf den Stuhl, lächelte erschöpft und begann wie üblich mit einer einleitenden Bemerkung:

»Also, mal sehen … worüber ich heute sprechen kann?«

»Was ist los?«

»Wie meinen Sie das?«

»Sie sehen furchtbar aus.«

»Ach ja?«

»Das wissen Sie gar nicht?«

»Nein …, na ja, ich fühle mich nicht gerade blendend …«

»Ich habe Sie noch nie so am Boden zerstört gesehen.«

»Ach, na ja …« (Sie war still)

»Ja?«

»Es ist etwas passiert. Es sollte mich nicht so sehr beunruhigen. Ich wusste nicht, dass man es sieht, deshalb bin ich überrascht, dass Sie es bemerkt haben. Aber es ist eine Kleinigkeit.«

Als Anna sprach, wurde ihr Mund trocken; ich holte ein Glas Wasser und stellte es neben sie auf einen Beistelltisch. Sie trank hastig, versuchte zu sprechen und erstarrte dann völlig. Während der nächsten zehn Minuten schaute sie mich schweigend an. Sie versuchte immer wieder zu sprechen, hielt sich die Hand vor den Mund, schaute zur Decke und presste ihre Hände zusammen, als wolle sie sich zum Sprechen zwingen. Ich sagte, es sei in Ordnung, sie solle sich Zeit lassen. Ich verließ das Zimmer, füllte ihr Wasserglas auf und hängte einen Zettel an die Außentür meiner Praxis, auf dem stand, dass ich an diesem Tag aufgrund unvorhergesehener Umstände keine Termine wahrnehmen könne. Ich wusste, dass Anna einen Zusammenbruch hatte.

Nach etwa einer halben Stunde versuchte sie erneut zu sprechen, aber sie bekam keine kohärente Erzählung zustande, was ihren Angstpegel deutlich erhöhte. Ich sagte, es sei in Ordnung, sie hätte – was auch immer sie aufgeregt habe – genügend Zeit, mir davon zu erzählen. Sie solle sich einfach ausruhen und warten, bis sie an diesen Punkt sei. Sie nickte, Tränen liefen ihr über die Wangen und sie starrte mich an, schaute an die Decke, dann im Raum herum, sie fixierte verschiedene Gegenstände, dann wieder Tränen, weiterhin Stille, und dann starrte sie wieder mich an.

Nach etwa vierzig Minuten flüsterte sie: »Christopher, ich muss jetzt gehen. Meine Zeit ist fast um.« Sie schaute nach links, um ihre Tasche zu finden, die sie hinter ihren Stuhl gestellt hatte. Ich sagte, ich hätte einen Zettel an meine Tür gehängt, auf dem stand, dass ich an diesem Tag keine weiteren Patienten empfangen könne, wir würden bis 18 Uhr weitermachen und sie solle sich entspannen. Sie versuchte, sich dagegen zu wehren, konnte aber die Kraft dazu nicht aufbringen und sackte auf ihrem Stuhl in sich zusammen. Für ein paar Minuten verließ ich den Raum und hinterließ auf den Anrufbeantwortern meiner Patienten Nachrichten, um ihre Sitzungen für diesen Tag abzusagen; als ich zurückkehrte, schenkte ich Anna noch ein Glas Wasser ein.

Nach etwa zwei Stunden war sie in der Lage zu sprechen, aber so, wie sie noch nie zuvor gesprochen hatte. Anstelle ihrer gewohnten Fröhlichkeit redete sie langsam, mit leiser Stimme und einer Ruhe, die unecht wirkte. Sie erzählte mir, wie Griselda, eine langjährige enge Freundin, ihr am Vortag gesagt hatte, sie halte Anna für eine »egozentrische Zicke« und sei sich nicht sicher, ob sie die Beziehung zu ihr fortsetzen wolle.

Anna hielt inne, biss sich auf die Lippe und sagte dann, dies sei so eine »verblüffende« Aussage gewesen, dass sie es nicht glauben könne.

Ein Thema der bisherigen Analyse war, wie sehr Anna von der Liebe lebte, die ihr viele Menschen entgegenbrachten. Sie war äußerst beliebt und meisterte beispielsweise kleinere alltägliche Streitigkeiten an ihrem Arbeitsplatz ohne große Schwierigkeiten. Allerdings neigte sie zu einer unbewussten Selbstidealisierung und die Bemerkung ihrer Freundin hatte ihr Selbstempfinden erschüttert. Die Person, die jetzt vor mir saß, befand sich innerlich an einem neuen, schrecklichen Ort; sie schien völlig leer und ohne jegliche Ressourcen.

Es gibt einige unverzichtbare Elemente, die ein Analytiker beachten muss, um einem Menschen während seines Zusammenbruchs zu helfen. Eines davon ist das eindeutige Verstehen des *»Konfliktverlaufs«* in seiner Biografie. Wenn es zu einem Zusammenbruch kommt, ist die nachvollziehbare Erklärung des Psychoanalytikers, was und warum etwas passiert, einer der wesentlichen Faktoren bei der Suche nach einem Weg durch die Krise.

Zu Anna sagte ich:

»Ihr ganzes Leben lang mussten Sie glauben, Sie seien perfekt und würden von allen geliebt, denn Sie hatten das Gefühl, nichts wert zu sein, wenn Sie nicht großartig wären. Da Sie Ihre Mutter hassten, retteten Sie sich, indem Sie Ihren Vater idealisierten. Er hat Sie idealisiert und als Heranwachsende hatten Sie das Gefühl, Sie seien ein großartiger Mensch. Sie mussten es sein, um den Anteil in Ihnen zu verbergen, der jemanden so stark hassen konnte, dass Sie Ihr Selbstempfinden verloren.«

Das wichtigste Merkmal der haltenden Umgebung, die eine Psychoanalyse bietet, ist der Vorgang der Deutung. Jeder Schritt, der zu einer Deutung führt, ist Teil des »psychoanalytischen Haltens«. Die Menschen fühlen sich nicht nur durch die Anwesenheit eines empathischen Gegenübers verstanden, sondern vor allem dadurch, dass der Analytiker klugerweise erfasst, warum sich diese Person in der Klemme befindet, in der sie gerade ist. Auf dieser Ebene ist Deutung tatsächlich eine Form der Liebe. Erkannt zu werden bedeutet in einer entscheidenden Lebensphase geliebt zu werden.

Als ich Anna gegenüber diese Deutung vornahm, sprach ich langsam und ruhig. Ich gab ihr das Gefühl, dass dies natürlich irgendwann passieren musste und dass es, auch wenn es weh tat, nichts Besonderes war.

Es ist wichtig, dies der Person, die vor einem Zusammenbruch steht, mitzuteilen, denn sie muss sich nicht nur mit dem Trauma auseinandersetzen, das den Zusammenbruch ausgelöst hat, sondern auch mit einer sekundären Panik angesichts der Tatsache, dass sie einen Zusammenbruch erleidet. Diese primäre Angst ist äußerst toxisch und muss sofort behandelt werden. Die Person muss wissen, dass ihre Unruhe verständlich ist und dass es ihr wieder gutgehen wird.

In einer Alltagssituation einer Person zu sagen, dass es ihr wieder gutgehen wird, mag normal erscheinen, aber es verstößt gegen die Gesetze der Psychoanalyse, die sie sich auferlegt hat. Die gängige Meinung ist, dass Psychoanalytiker so etwas nicht sagen sollten. Ich bin damit einverstanden, dass wir so etwas *niemals* sagen sollten, wenn wir nicht glauben, dass es zutrifft. Wir können keine Prognosen über die Zukunft eines Patienten abgeben, die auf Vermutungen oder Eventualitäten basieren. Wenn wir mit unseren Analysanden sprechen, sind wir verpflichtet, ihnen die Wahrheit zu sagen – und wenn wir uns manchmal mit einer Bemerkung zurückhalten, geschieht dies aus Taktgefühl und nicht, weil wir sie hinters Licht führen wollen.

Als ich Anna sagte, dass ich verstehen könne, was passiert ist, und dass es ihr wieder gutgehen werde, glaubte ich fest daran, dass dies auch so sei. Ich hatte ein Team, das mich unterstützte, und war bereit, von morgens bis abends zu arbeiten, solange es nötig war, um ihr während des Zusammenbruchs zu helfen. Deshalb war ich schlichtweg davon überzeugt, der psychoanalytische Prozess würde so effizient sein und ihm würde eine so transformative Kraft inhärent sein, dass er zum Gelingen unserer Arbeit beitragen würde. Ich habe keinen Zweifel daran, dass ich meinen Patienten dieses Vertrauen vermittle und dass mein Glaube an die Lebenstriebe (den Entwicklungsprozess) bei der Linderung ihrer Panik eine wichtige Rolle spielt.

Ich sagte Anna, dass sie im Moment einen Zusammenbruch erleide, dass wir noch Arbeit vor uns hätten und weitere Schritte unternehmen müssten. Ich fügte hinzu, dass ich schon viele Menschen in dieser Situation erlebt hätte und dass es zu meinem Beruf gehören würde, mit Menschen in solchen Situationen zu arbeiten, aber wenn wir diesen Prozess gemeinsam durchmachen wollten, müsse sie sich an meine Richtlinien halten.

Ich sagte ihr, sie müsse alle Aufgaben, die sie am nächsten Tag (Freitag) erledigen wolle, zurückstellen und ich würde von 9 bis 18 Uhr mit ihr arbeiten. Ich erklärte ihr, dass ich vor ihrem Weggehen einen Termin bei Dr. Branch vereinbaren würde, den sie schon einmal aufgesucht hatte. Sie würden sich treffen, dann solle sie nach Hause gehen, zu Abend essen, nicht mehr telefonieren und schlafen gehen. Ich nahm Kontakt mit Dr. Branch auf, der bereit war, sie zu empfangen. Er wiederum rief Edward an und veranlasste, dass dieser sie um 18.00 Uhr in meiner Praxis abholt.

Indem ich Anna sagte, dass wir zu einer bestimmten Zeit aufhören würden, erreichte ich zweierlei. Ich gab ihr die Sicherheit, dass es sich um ein *begrenztes* Treffen handelte und einen Zeitrahmen gab. Dieses Gefühl für die Zeit ist für das Ich der jeweiligen Person sehr wichtig und gehört zu ihrem Gesundungsprozess. Die Angst vor Unendlichkeit folgt unmittelbar nach dem Beginn eines Zusammenbruchs und muss deshalb mit zunehmender Sitzungsdauer durch einen Rahmen abgeschwächt werden, an den man sich hält. Würde man sagen: »Keine Sorge, wir bleiben hier so lange, bis Sie bereit sind, zu gehen«, ließe man den Patienten mit seinen eigenen Ich-Funktionen allein, was nur noch mehr Panik hervorrufen würde.

Es handelte sich hierbei jedoch nicht einfach um eine therapeutische Maßnahme. Der Deal mit mir selbst war einfach: War ein Patient nicht in der Lage, zur vorgeschriebenen Zeit zu gehen, bedeutete dies, dass ich ihn während eines Zusammenbruchs nicht begleiten konnte und ihn ins Krankenhaus überweisen musste. Der neue Rahmen stellte deshalb auch die Grenze meines Ansatzes dar.

Durch die Verwendung von Zahlen – »wir werden um 18.00 Uhr aufhören« und nicht »wir werden in zwei Stunden aufhören« – schuf ich eine symbolische Ordnung. Diese Vorgehensweise diente als Ankerpunkt im therapeutischen Transformationsprozess. Ungeachtet dessen, was zwischen 9.00 und 18.00 Uhr passieren würde – und ich wusste, dass die Hölle losbrechen würde –, standen diese Zahlen sowohl für die Begrenzung der gemeinsamen Zeit, die uns zur Verfügung stand, als auch für die Zeit, die dem Unbewussten zugestanden wurde, um seinen Zusammenbruch zu erleben. Ich hatte gelernt, dass Menschen in diesem Zustand ein unbewusstes Gespür dafür haben, wie sie das Angebot nutzen können, solange sich der Analytiker als Wächter über Raum und Zeit an den Rahmen hält.

Anna sagte: »Aber Christopher … ich kann nicht zu Dr. Branch gehen. Ich habe heute Abend eine sehr wichtige internationale Telefonkonferenz. Ich darf sie nicht verpassen. Ich muss daran teilnehmen.«

Anna war beruflich sehr engagiert und es war keineswegs ungewöhnlich, dass sie sechs Tage die Woche fünfzehn Stunden pro Tag arbeitete. Wie gesagt, an dieser Stelle ist der Widerstand des Patienten gegen die Änderung der Parameter ein gutes Zeichen. Es zeigt, dass der Patient Widerwillen gegen eine Unterbrechung seines Lebens empfindet, wie wenn das Ich sagen würde: »Ich werde mich dem nicht beugen. Ich kann es selbst durchstehen. Danke für Ihre Besorgnis, aber ich komme schon zurecht.« Letztendlich sind diese inneren Ressourcen entscheidend für die Genesung der eigenen Person, für ihre Rückkehr in das normale Leben und für das transformative Potenzial des Zusammenbruchs.

Deshalb ist es wichtig, dass der Analytiker bestätigt, dass diese Widerstände berechtigt sind. »Hören Sie, Anna, ich weiß, dass dies wichtig ist und ich respektiere Ihren Wunsch, an der Konferenz teilzunehmen, Sie werden dies in ein paar Tagen nachholen, aber nicht jetzt.« Als sie wieder protestierte, sagte ich: »Sie sind nicht in der Verfassung, an der Konferenz teilzunehmen. Die Welt wird in den nächsten Tagen ohne Sie nicht untergehen und ich kann Ihnen nicht helfen, wenn Sie nicht mitmachen.«

Dies ist der Zeitpunkt, an dem der Analytiker und der Patient die Modalitäten für die Behandlung während des Zusammenbruchs aushandeln. Die erzielte Vereinbarung ist von entscheidender Bedeutung. Nachdem der Widerstand des Patienten gegen die vorgeschlagene Veränderung der Behandlungspraxis gewürdigt und einfühlsam aufgenommen wurde, besteht der nächste Schritt darin, die volle Kooperation mit dem neuen Behandlungsplan zu erreichen. Kein Plan gleicht dem anderen: Es wird Unterschiede geben, was wie lange zu tun ist, wer beteiligt werden soll und so fort.

Anna lebte allein, aber sie hatte eine Nachbarin, sie war eine sehr gute und fürsorgliche Freundin und ich wusste, dass sie am besten geeignet war, um auf sie aufzupassen. Die Nachbarin wusste, dass sie bei mir in Analyse war, und – da ich nur in Ausnahmefällen mit

Freunden oder Familienmitgliedern über meine Patienten spreche – ich bat Anna, ihre Freundin anzurufen und sie zu bitten, an diesem Abend für etwa eine halbe Stunde vorbeizukommen. Sie könne ihr sagen, dass es ihr schlecht gehe, und sie bitten, in den nächsten Tagen bei ihr vorbeizuschauen. Anna willigte ein und tatsächlich erwies sich ihre Freundin in der folgenden Woche als eine wichtige Hilfe.

Dann war es sechs Uhr. Es ging ihr immer noch schlecht. Sie sah furchtbar aus und war kaum ansprechbar, aber es gelang ihr, zu lächeln und sie sagte:

»Christopher, Sie sind wirklich ein harter Brocken.«

Ich wusste, dass sich ihre Äußerung auf meine Haltung bezog, die ich während der Verhandlungen einnahm und auf mein Beharren auf einen Plan für das weitere Vorgehen, der einen Aspekt meiner Persönlichkeit deutlich gemacht hatte, der sich wahrscheinlich unter normalen Umständen in einer analytischen Behandlung nicht gezeigt hätte. Zu diesem Zeitpunkt ist eine Kombination aus mütterlicher Fürsorge und väterlicher Struktur gefragt. Der Analytiker muss ein Gleichgewicht herstellen: Er muss ein Umfeld anbieten, das Halt gibt, eine tiefe Regression zulässt und Containerfunktion übernimmt und er muss gleichzeitig Elemente der väterlichen Strukturierung einbringen, damit der Patient gesund werden kann.

Edward stand vor der Tür, um Anna zu ihrem Termin in die Praxis von Dr. Branch zu bringen. In den nächsten Tagen spielte Edward eine wichtige Rolle; er war ein weiterer wichtiger Bestandteil ihrer »ständigen Betreuung«, selbst wenn sie alleine war. Die Fahrt von meiner Praxis zu Dr. Branch dauerte zwanzig Minuten und ich wollte, dass Anna mit jemandem zusammen war, der einschätzen konnte, wie er reagieren musste, wann er mit ihr reden und wann er sie in Ruhe lassen sollte.

Später sprach ich mit Dr. Branch; er bestätigte, dass es sich um einen depressiven Zusammenbruch handelte und Anna kurz davor war, nicht mehr zurechtzukommen.

Ich saß jedoch in der Klemme. Ich sollte am nächsten Tag nach New York abreisen und dann für eine Woche nach Austen Riggs gehen, um dort Vorlesungen und einen öffentlichen Vortrag zu halten sowie Supervisionen anzubieten.[5] Ich schrieb an Gerrard Fromm, den Direktor von Austen Riggs, und teilte ihm mit, dass ich zu meinem großen Bedauern wegen einer Patientin, die einen Zusammenbruch erlitten hatte, nicht kommen könne. Am nächsten Morgen erhielt ich eine E-Mail, die nicht nur ihn, sondern das gesamte Ethos des Gesundheitszentrums Riggs kennzeichnet. Er schrieb, es sei richtig, in London zu bleiben, er würde mich in meiner Vorgehensweise unterstützen und sich freuen, wenn ich ihn über Fortschritte meiner Patientin auf dem Laufenden hielte.

Damals gab es in Riggs jeden Tag morgens eine Konferenz, bei der die Krankenschwestern, Analytiker und Mitarbeiter zusammenkamen und die Ereignisse der Nacht besprachen. Kaffeebecher aus Plastik standen auf den Tischen, als sie wieder einmal in der Realität erwachten, dass sie sich um Borderline- oder psychotische Patienten kümmerten; der Galgenhumor der Mitarbeiter half allen über die Ängste angesichts ihrer Berichte hinweg.

Es zeugt vom Einfühlungsvermögen der Mitarbeiter in Riggs, dass sie wussten, was ich in London durchmachte und was die Absage meines Besuchs für mich bedeutete. Jeden Tag schickte ich ihnen eine kurze Nachricht, in der ich schrieb, wie es meiner Patientin ging; diese Nachricht wurde in die täglichen Besprechungen aufgenommen, wie wenn mein Patient und ich Teil der dortigen Gemeinschaft wären. Dies hat mich sehr berührt und war ein wichtiger Teil des Umfelds, das mir Halt gab.

---

5 Wer sich für die Geschichte dieses bemerkenswertesten psychoanalytischen Krankenhauses in den USA interessiert, kann diese nachlesen bei: Kubie, L. S. (1960): *The Riggs Story*. New York: Harper & Brothers.

Am nächsten Morgen brachte Edward Anna in meine Praxis und wir begannen um neun Uhr. Wie bei allen Patienten, die ich in diesem Buch vorstelle, ist es aus Gründen der Vertraulichkeit nicht möglich, so viele Einzelheiten zu nennen, wie ich es gerne möchte; deshalb folgt eine kurze Zusammenfassung.

Über mehrere Stunden fiel es Anna schwer zu reden. Ich hatte ihr Flaschen mit Wasser neben den Stuhl gestellt, und sie trank eine nach der anderen.[6] Immer wieder versuchte sie zu sprechen, fiel dann in ihren Stuhl zurück, spreizte die Beine, die Hände zwischen ihren Beinen zusammengepresst, wie wenn sie versuchen würde, zuerst ihren Körper zu finden, bevor sie sich mit Worten äußern konnte. Von Zeit zu Zeit sagte ich: »Nehmen Sie sich Zeit, es gibt keine Eile.«, worauf sie sich in ihrem Stuhl zurücklehnte und ins Leere schaute. Dann schoss das Wort »Richtig!« aus ihrem Mund und sie begann, viel genauer zu beschreiben, was ihre Freundin gesagt hatte, wo sie es gesagt hatte und warum dies so beunruhigend für sie war. Sie sah mich an, Tränen liefen ihr über das Gesicht.

»Wie können Menschen nur so schrecklich sein? Wie kann eine so treue Freundin so ein, so ein …«

»Miststück?«

»Ja, wie konnte sie so ein Miststück sein?«

»Nun gut, ich weiß es nicht. Ich kenne Griselda nicht. Sie haben so viele Freunde, es fällt mir nicht leicht, den Überblick zu behalten.«

»Ich gab ihr nie einen Grund, wütend auf mich zu sein oder so etwas zu sagen.«

»Vielleicht aber Sie sind so etwas wie das Zentrum einer bemerkenswerten Gruppe von Menschen, die Sie bewundern.«

»Was soll das heißen?«

---

6 Ich stelle immer reichlich Wasser zur Verfügung. In großer Bedrängnis dehydrieren Menschen häufig, sodass reichlich Wasser in dieser Phase der Analyse diesbezüglich von Nutzen ist, aber auch eine wichtige symbolische Versorgung darstellt.

»Die Menschen lieben Sie und Sie lieben die Tatsache, dass sie Sie lieben. Ich nehme an, Griselda war stinksauer.«

»Ach, bitte, ich meine, ich habe ihr niemals Anlass gegeben, so etwas zu mir zu sagen. Niemals, das habe ich niemals getan.«

»Vielleicht war das ihre einzige Möglichkeit, zu Ihnen durchzudringen.«

»Es ist nicht schwer, zu mir durchzudringen. Ich denke, ich bin offen für das, was man mir sagt! [Pause] Christopher, ist es schwierig, zu mir durchzudringen?«

»Ja, ich glaube schon.«

»Wirklich?«

»Ja, Sie sind so überschwänglich und voller Selbstvertrauen, dass ich keine Ahnung habe, was in Ihnen vorgeht, wenn Sie niedergeschlagen sind und die Dinge nicht so gut laufen.«

»Sie können mich mal.«

»Hm.«

»Ja, also … ich meine … wirklich? Das glauben Sie doch nicht wirklich? Was meinen Sie mit ›wenn ich niedergeschlagen bin‹? Wovon reden Sie?«

»Anna, Sie haben möglicherweise keinen Bezug zur Realität. Sie versuchen, durchs Leben zu kommen, wie wenn alles ein einziger unbeschwerter Campingausflug wäre. Sie können das tun, indem Sie sich von den Menschen fernhalten, so wie Sie sich von mir fernhalten. Sie sind großartig, stark und brillant; Sie haben viel Gesundes in sich. Aber … Sie können auch unaufrichtig sein.«

»Davon weiß ich nichts. Ich weiß nicht … Ich meine …«

An diesem Punkt ging sie in sich, sie hörte eine Zeit lang auf zu reden, trank aus einer weiteren Flasche mit Wasser, ging auf die Toilette, kam zurück, setzte sich und begann zu schluchzen. Das Weinen setzte sich langsam und rhythmisch für eine Stunde oder länger fort, dann hörte es auf. Es war 12.30 Uhr, Zeit für unsere Mittagspause; ich sagte ihr, dass wir uns um 13.15 Uhr wiedersehen würden. Es gab ein Café um die Ecke, wo sie ein Sandwich bekommen konnte; sie kam pünktlich zurück.

Pausen sind sehr wichtig, ob für ein Wochenende, einen Urlaub oder auch nur für eine Stunde, sie schaffen einen Ortswechsel und dadurch eine neue Perspektive. Der Patient braucht Abstand von seinem Gegenüber, um auf andere Gedanken zu kommen.

Anna dachte über mich nach und integrierte und transformierte meine Äußerungen in ihre eigenen Überlegungen. Eine Stunde lang sagte sie nichts, aber sie war weniger deprimiert und schien nachdenklich.

»Okay, ich hab's verstanden. Ich glaube, Sie haben Recht, ich habe keinen Bezug zur Realität. Ich weiß es. Ich glaube, ich habe es immer *gewusst*. Christopher, aber ich wusste einfach nicht, was ich dagegen *tun* sollte. Es schien immer zu funktionieren und sorgte zu Hause für Frieden, es machte meinen Vater glücklich, es hielt mich von der Kehle meiner Mutter fern und ich hatte zehn Jahre lang tollen Sex mit fantastischen Männern. Das Leben war großartig und ich war erfolgreich, aber …«

»Sie sind immer auf Achse, ständig auf den Beinen, sodass Sie keine Gelegenheit haben, über sich selbst nachzudenken.«

»Nun, wer will das schon? [sie lachte] Ich meine, okay, Sie haben Recht, aber ich bin mir nicht sicher, ob Beziehungen wirklich funktionieren … und ich weiß, dass ich allein bin, aber das ist in Ordnung für mich.«

Es war, wie wenn Anna einen Schlag auf den Rücken bekommen hätte. Sie hustete und beugte sich nach vorne, dann richtete sie sich auf, schaute mich direkt an, lächelte, brach in Tränen aus und schluchzte. Nach zehn Minuten sagte sie:

»Oh, Scheiße, Christopher, *was* soll ich nur tun?«

»Sie tun doch etwas.«

»Ich stecke in solchen Schwierigkeiten.«

»Überschaubare Schwierigkeiten.«

»Was, *überschaubare* Schwierigkeiten?«

»Ich habe schon viel Schlimmeres gesehen.«

»Na toll, schön für Sie!«

Sie war fünfzehn Minuten lang still, trank mehr Wasser und erzählte dann lange von ihrer Mutter, ihrer Kindheit und ihrer Zeit als junge Erwachsene.

Um 17.55 Uhr teilte ich ihr mit, dass unsere Sitzung in fünf Minuten zu Ende sei. Edward holte sie ab und brachte sie nach Hause. Sie rief wie vereinbart Dr. Branch an, aß mit ihrer Nachbarin zu Abend, fiel erschöpft ins Bett und schlief die Nacht durch.

Die Sitzung war gut verlaufen. Anna wusste, dass sie einen Zusammenbruch erlebt hatte, dass ihr altes Selbst erledigt war und ein neues auftauchen würde. Oder anders ausgedrückt: Das falsche Selbst, das sich aus der Abwehr des Hasses gegen ihre Mutter in ihrer Kindheit entwickelt hatte, war in sich zusammengebrochen und etwas Authentischeres kam zum Vorschein. Auch wenn es in der Sitzung besorgniserregende Momente gab – als sie sich innerlich entfernte und den Eindruck erweckte, sich selbst zu verlassen –, fand sie immer wieder den Weg zurück.

Ich war mit meinen Bemerkungen oft konfrontativ und brachte die Dinge auf den Punkt, da Ausdrücke aus der Alltagssprache in solchen Momenten oft intuitiv richtig erscheinen. Ein Nebeneffekt der Kürze und Offenheit besteht darin, dass sie leicht verdaulich sind (eine Art Spruch, der einen psychischen Sachverhalt beschreibt) und, wenn diese Ausdrücke in einer Atmosphäre der Zuneigung fallen, lösen sie beim Analysanden Affekte aus und mobilisieren produktive Aggression.[7] Diese Aggression ist Teil des elementaren

7 Winnicott vergleicht Aggression mit Mobilität. Sie ist ein Hinweis auf die Fähigkeit des Selbst, das Objekt in einer wesentlichen und notwendigerweise rücksichtslosen Weise zu nutzen; eine Möglichkeit für das wahre Selbst, bei sich selbst zu sein, wenn in Beziehungen Gefälligkeiten erwartet werden.

Spiels, das uns als Menschen kennzeichnet, kein oberflächliches, idealisierendes Spiel wie bei der Fernsehserie *Sesamstraße*, sondern ein Spiel, das durch Witz und Wahrheit besticht, ein Spiel, das zum Kern der Dinge vordringt. Diese Art von Spiel stellt wie der Witz eine emotionale Erfahrung dar, die in ihrer Kürze viele der unbewussten Gedanken zusammenfasst, die das Selbst beherrschen.

Ein solches Spiel findet von Ich zu Ich statt. Meine Bemerkungen und ihre Bemerkungen waren Teil eines ständigen, flexiblen Gedankenaustausches, der ihre Affekte immer wieder miteinbezog. Selbst als sie in den Tiefen ihrer Depression versank, bildete sich gleichzeitig ein neues Selbst, das aus dieser Erfahrung hervorging. Natürlich wusste sie dies nicht, aber ich hatte dieses Phänomen – Gesundung mitten in einem Zusammenbruch – schon häufig erlebt und war darum entspannt.

Am Sonntag kam Anna um 9 Uhr. Sie war verzweifelt.

»Christopher, ich habe mich vollgeschissen.«

»So.«

»Ich … ich … lag heute Morgen im Bett und ohne an irgendetwas zu denken oder es überhaupt zu merken, war überall Scheiße und ich war damit bedeckt.«

»Beunruhigend.«

»Sie *untertreiben*, ich habe es zuerst nicht geglaubt, aber dann doch. Also bin ich aufgestanden, unter die Dusche gegangen und habe die ganze Scheiße von mir abgewaschen, dann bin ich zurück ins Schlafzimmer, habe alle Bettlaken eingesammelt und sie in die Wäsche getan und … na ja …«

»Sie haben sich also darum gekümmert.«

»Ja, aber ich habe mich vollgeschissen. Das will was heißen. Es bedeutet, dass ich *echt* in Schwierigkeiten stecke.«

»Anna, ich glaube, das war gut so.«

»Wie?«

»Sie waren zu selbstbeherrscht und haben Ihren ganzen Scheiß für sich behalten. Sie haben sich also gut ausgeruht, waren ruhig und fühlten sich frei genug, um etwas von der Scheiße rauszulassen.«

»Machen Sie Witze?«

»Nein, natürlich nicht.«

»Aber ich kann doch nicht herumlaufen und mich einfach so vollscheißen.«

»Ehrlich gesagt, Anna, ich glaube, es wäre gut, wenn Sie ein bisschen mehr Scheiße an sich hätten als jetzt.«

An dieser Stelle brüllte Anna vor Lachen und kicherte die nächsten zehn Minuten lang weiter.

»Richtig, ich habe es verstanden. Bei diesem Prozess komme ich hier raus, nachdem ich mich wie Scheiße gefühlt habe, und werde dann damit bedeckt, was doch eine gute Sache ist, oder?«

»Ich muss darüber nachdenken.«

»Ich habe Sie verblüfft.«

»Ja.«

»Nun, *gut* für mich.«

Es verging etwas Zeit, dann sagte ich:

»Ich denke, was Sie gesagt haben, macht wirklich Sinn. Ich glaube *tatsächlich*, wenn Sie weniger ›blitzsauber‹ und mehr in der Realität sein und vielleicht zeigen können, dass Sie ein bisschen Scheiße sind und beschissene Gedanken haben, dann werden Freundinnen wie Griselda sich nicht gezwungen sehen, Sie zu attackieren, weil Sie auf so provozierende Weise übermäßig gut sind.«

Anna verstummte. Sie schaute nach links und dann im Raum herum, in einer Körperhaltung, die ich schon einmal gesehen hatte und die bedeutete: »Ich denke wirklich darüber nach.« Dann sagte sie nach zehn Minuten:

»Ich glaube, ich verstehe das. Mein Zeitgeist [im Orig. deutsch] funktioniert nicht. Ich kann den Leuten nicht vormachen, dass ich so wunderbar bin, wenn dies nicht der Fall ist. Die anderen wissen, dass ich nicht so gut bin, und deshalb muss ich in der Realität ankommen. Ich verstehe es. Wie lange, glauben Sie, muss ich noch hierbleiben? Ich meine, ich denke, ich habe es verstanden und kann also jetzt gehen, oder in etwa einer Stunde, richtig?«

»Wissen Sie Anna, Sie haben uns gerade etwas gezeigt: dass Sie eine Art Skizzenzeichnerin sind. Sie haben einen Aspekt erfasst, aber jetzt benutzen Sie ihn, um von hier wegzukommen und genau an dieser Stelle zu entfliehen; Sie wollen Ihre Erlebnisse auf eine intellektuelle Erkenntnis reduzieren.«

»Oh, Scheiße.«

»Richtig.«

»Also Sie glauben mir nicht, was ich gesagt habe.«

»Doch, ich glaube Ihnen, aber ich denke, dass Sie im Moment Ihren Verstand nutzen, um die emotionale Erfahrung zu vermeiden, die hinter der Einsicht steckt, die Sie gerade gewonnen haben.«

»Was meinen Sie damit?«

»Ich denke, Sie versuchen, so schnell wie möglich aus diesem Raum zu verschwinden. Mit dem ersten Gefühl der Besserung Ihres Zustandes – von dem ich glaube, dass sie gerade eintritt – werden Sie hier herausstürmen, so wie Sie aus Ihrer Familie herausgestürmt sind. Sie flüchteten damals, bevor Sie wirklich den Prozess durchlaufen mussten, den Scheiß durchzuarbeiten, der sich in Ihrem Kopf und in Ihrer Familie weiter ausbreitete.«

»Mein Gott, manchmal könnte ich Sie einfach umbringen. Sie sind so verdammt klug. Das ist so ärgerlich.«

»Anna, ich bin nicht klug. Was Sie hier und jetzt gerade gemacht haben, ist offensichtlich. Es geht um das, was Ihre Freunde sehen und woran sie Sie erinnern ... Sie haben sich dafür entschieden, es mir zu zeigen. Es liegt also echt daran, dass Sie mir gegenüber so offen waren.«

Etwa eine Stunde lang herrschte Schweigen. Was in dieser Zeit passiert ist, lässt sich kaum beschreiben, aber es hatte eine Veränderung bewirkt. Anna war zwar zur Einsicht gekommen, aber sie hatte ihren Verstand benutzt, um zu entfliehen und ich hatte sie damit konfrontiert. Ich wies sie darauf hin, dass sie es war, die dies erkannt hatte, und nicht meine Klugheit. Dadurch stellte ich mich auf die Seite des Teils von ihr, der wirklich an sich selbst arbeiten und nicht in eine falsche, manische Lösung ihrer Probleme flüchten wollte.

Anna traf sich mit mir drei Tage lang von 9 bis 18 Uhr. Am Ende des dritten Tages hatte sie sich von dem Kernproblem ihres Zusammenbruchs erholt und ich sagte ihr, ich wolle sie in den nächsten zwei Wochen täglich, auch samstags, zu jeweils 45-minütigen Sitzungen sehen. Außerdem nannte ich ihr ein Enddatum der Therapie. In der Zwischenzeit hatte ich Dr. Branch konsultiert und Anna hatte mir mitgeteilt, wie ihre Nachbarin ihre Situation einschätze (»ich glaube, du schaffst das, Anna«); der vereinbarte Zeitrahmen schien der Entwicklung ihres Ichs angemessen.

Zwei Wochen später nahmen wir ihre normalen Sitzungszeiten wieder auf.

Annas Zusammenbruch war unvermeidlich. Nur ihrer bemerkenswerten Stärke war es tatsächlich zu verdanken, dass er sich nicht schon früher ereignete.

Der Zusammenbruch fand auf diese Weise statt, da sie sich in psychotherapeutischer Behandlung befand und eine Reihe von Ereignissen zusammenkam, zu denen übrigens auch die Aussicht auf meine einwöchige Abwesenheit gehörte. Wir haben beide viel daraus gelernt; aber nur was der Patient über sich selbst lernt, bewirkt eine Veränderung. Der Lernprozess, der innerhalb des Zusammenbruchs des Selbst stattfindet, ist ein tiefes emotionales Lernen und impliziert ein Denken, das von der Wahrheit des Selbst durchdrungen ist. Meine Erfahrung ist, dass dieser Lernprozess funktioniert, solange der Psychoanalytiker seinen Patienten während dieser Übergangsphase nicht alleine lässt.

Bei Emily und Anna traten die Zusammenbrüche plötzlich auf und ließen sich auf ein unmittelbares traumatisches Ereignis zurückführen. In beiden Fällen war ich mir jedoch der grundlegenden Defizite bewusst, die ihre Persönlichkeiten aufwiesen. Wie es ihnen ergangen wäre, wenn sie nicht von der Realität überrollt worden wären, wissen wir zwar nicht, trotzdem rechnete ich damit, dass es nur eine Frage der Zeit gewesen wäre, bis sie nicht mehr weitergekommen und in eine hilflose Situation geraten wären. Die Struktur der analytischen Therapie – also die Deutung ihrer Biografien und die Übertragung auf mich selbst – bildete eine Matrix, die bereits vor der Krise existierte. Diese ganz gewöhnlichen Aspekte der Analyse sind bei der Arbeit mit Menschen, die einen Zusammenbruch erleiden, von entscheidender Bedeutung.

Kapitel 6

Mark

Mark war ein sehr erfolgreicher, bekannter Maler; er lebte zurückgezogen, war aber – falls erforderlich – sozial anpassungsfähig und charmant. In der Mitte seines Lebens kam er in die Analyse, da er nie verliebt gewesen war und er seinen Freunden zustimmte, die ihn für unnahbar und unzugänglich hielten. Obwohl er seine Malerei liebte, empfand er diese zunehmend eher als eine kommerzielle Leistung und weniger als einen kreativen Akt.

Er fand Gefallen am freien Assoziieren, war ein sehr produktiver Analysand und gewann in den ersten zwei Jahren der Analyse neue Erkenntnisse über sich selbst; außerdem begann er sich mit Frauen zu verabreden und lernte aus den Misserfolgen, die er bei seinen Begegnungen auf der Beziehungsebene erlebt hatte. In der Übertragungsbeziehung wahrte er zu mir eine neutrale Distanz, obwohl er ab und zu, wenn er auf Reisen war, Briefe voller Wärme, Zuneigung und Wertschätzung schrieb.

Dann musste er aufgrund geänderter Lebensumstände London verlassen und nach Seattle ziehen; er fragte, ob wir die Analyse per Telefon fortsetzen könnten. Damals stand ich seiner Idee skeptisch gegenüber, stimmte aber versuchsweise zu, um zu sehen, ob es funktionieren würde. Wir vereinbarten Termine, an denen er nach London reiste und wir uns persönlich treffen konnten; außerdem gab ich zu dieser Zeit gelegentlich Seminare in Seattle, wo ich zu Unterrichtszwecken normalerweise eine Suite mietete, sodass ich ihn auch dort sehen konnte.

In den beiden darauffolgenden Jahren hatte sich Mark positiv weiterentwickelt. Am wichtigsten war, dass er sich zum ersten Mal in seinem Leben verliebt hatte, und wir hatten verstanden, warum das bis dahin nicht möglich gewesen war.

Seine Mutter war während seiner ersten vier Lebensjahre depressiv gewesen; als Zwölfjähriger musste er den Tod seines Vaters verkraften, von dem er sich entfremdet hatte. In diesem Alter erstarrten seine Gefühle und er beschloss, niemals einem anderen Menschen seine Zuneigung zu schenken. Seiner Mutter gegenüber verhielt er sich zwar korrekt, aber er spürte eine tiefe, unerschütterliche Wut auf sie, da sie ihn als Kleinkind im Stich gelassen hatte. Er glaubte, er sei nur aufgrund eines beinahe fanatischen Unabhängigkeitsstrebens in seiner Karriere erfolgreich geworden. Wenn sich Frauen in ihn verliebten – und dies geschah ziemlich häufig –, nahm er es ihnen sofort übel, denn er hatte das Gefühl, dass sie versuchten, die Loyalität, die er sich selbst gegenüber empfand, zu untergraben. Er nahm an den Eröffnungen seiner Ausstellungen nicht teil und zog sich stattdessen in sein Haus zurück, da er das Gefühl hatte, die Leute würden nur von seinem Erfolg profitieren wollen und sich nicht für ihn interessieren, wenn er nicht so gut wäre in dem, was er tat.

Als Mark sich in Joyce verliebte, betrat er völliges Neuland. Es war eine turbulente Beziehung. Sie war fünfzehn Jahre jünger als er, ebenfalls eine Künstlerin, sexuell attraktiv und exotisch. Und sie hatte dieselbe Angewohnheit wie Mark: Beide neigten dazu, immer wieder zu verschwinden. Diese Spiegelung seiner selbst, eines Teils von Joyces Charakter, entwaffnete Mark, löste aber gleichzeitig in ihm auch eine verzweifelte Angst aus. Als er erkannte, dass er seinen rachsüchtigen Hass auf seine Mutter auf Joyce projizierte, konnte er seine Reaktion auf ihr Verschwinden besser verstehen und begreifen, dass es ihr Versuch war, sich von ihren Ängsten vor der Abhängigkeit von ihm zu erholen. Allerdings litt er schwer.

Nach einem Jahr des Zusammenlebens regredierten beide. Joyce wurde manisch und gewalttätig, warf Dinge nach ihm und schrie ihn an öffentlichen Orten an, woraufhin er sich verletzt an einen vertrauten, inneren Ort zurückzog, den er gut kannte und in der Ablehnung seiner Eltern als Kind aufgesucht hatte. Aber dieser Mechanismus funktionierte zunehmend schlechter. Aus heiterem Himmel geriet er in Wut; bei einer Gelegenheit zerschlug er die meisten Möbel in der Wohnung, brach zusammen, lag einige Stunden in Embryohaltung auf dem Boden und floh dann aus der Wohnung.

Dann entdeckte Mark zu seinem Entsetzen, dass Joyce eine Diebin war. Keine dilettantische Gelegenheitsdiebin, sondern eine halbprofessionelle Diebin.

Er stieß durch Zufall auf ihr Versteck mit gestohlenem Schmuck; als er sie zur Rede stellte, sagte sie, sie habe den Schmuck selbstverständlich gestohlen, bei Partys, die sie besucht hatten. Wie sollte sie sonst ihre Karriere finanzieren? Er mochte vielleicht Erfolg haben, aber sie sei nicht erfolgreich und brauche das Geld.

Mark beschloss, seine Beziehung zu Joyce zu beenden, und griff auf uralte, ihm vertraute Methoden der Ablehnung zurück. Er wusste, wie man einen Menschen emotional erfrieren lässt, da er dies mit seinen Eltern schon oft gemacht hatte, aber es war klar, dass dies nicht funktionieren würde. Er liebte Joyce immer noch. Während unseres Telefongesprächs gab es lange Pausen, in denen ich keine Entfernung, sondern seine zunehmende Hilflosigkeit spürte. Während einer Sitzung an einem Mittwoch war klar, dass Mark einen Zusammenbruch erlitt, und ich sagte ihm, dass ich ihn am nächsten Tag um 16.00 Uhr sehen würde. Es gelang mir, einen Flug nach Seattle zu bekommen und am nächsten Tag traf ich ihn im Hotel.

Mich erstaunte, dass Mark meiner Aussage, ich würde ihn am nächsten Tag sehen, keinen Widerstand entgegensetzte – aber als wir uns dann trafen, war es nicht schwer zu sehen, warum. Als ich ihm im Foyer des Hotels zuwinkte, bewegte er sich nicht. Ich ging auf ihn zu und sagte: »Kommen Sie hier entlang«, worauf er mir wie ein Zombie folgte.

Wir sprachen von 16.00 bis 18.00 Uhr. Ich sagte ihm, wir würden jeden Tag von 9.00 bis 18.00 Uhr – mit einer Stunde Mittagspause – arbeiten; ich ergänzte, ich wisse nicht, wie lange es dauern würde, ihn durch diese Krise zu begleiten, aber dies solle keine Rolle spielen. Wir besprachen die Grundregeln. Ich sagte, ich wolle nicht, dass er mit dem Auto zu den Sitzungen fahre, und bat ihn, mit dem Taxi zu kommen. Ich fügte hinzu, dass ich glaube, er stecke gerade in einem Zusammenbruch – woraufhin er nickte –, und sagte, wir hätten noch einige schwierige Tage vor uns, aber ich sei zuversichtlich, dass wir es schaffen würden, wenn er dranbliebe. Ich hatte zu einem örtlichen Psychiater/Psychoanalytiker Kontakt aufgenommen, den ich von meinen Seminaren her kannte; er erklärte sich bereit, mir zur Verfügung zu stehen, falls ich ihn brauchen sollte. Ich kannte ein örtliches Krankenhaus, auf das ich zurückgreifen konnte, und mein Hotel hatte ein gutes Taxiunternehmen.

Am nächsten Morgen kam Mark pünktlich um 9 Uhr. Er schien ruhiger zu sein und war geschmackvoll gekleidet. Als wir in der Suite, die wir als Sprechzimmer nutzten, ankamen, sah er die aufgereihten Wasserflaschen und sagte: »Danke, das ist nett.« Er legte sich auf die Couch und ich setzte mich hinter ihn.

Während der ersten fünfzehn Minuten sagte er nichts, trank aber mehrmals aus einer Wasserflasche. Jedes Mal schraubte er den Deckel sehr sorgfältig wieder zu und betrachtete ihn dabei sehr konzentriert.

»Na ja!« Er lachte und sagte: »Also, wo soll ich anfangen?«

Aber kaum hatte er das gesagt, drehte er sich auf die Seite, wandte sich zur Wand und stieß einen unbeschreiblichen Schrei aus. Es war ein berstendes Geräusch, das ein heftiges Schluchzen auslöste und zwei Stunden lang andauerte. Gelegentlich hielt er kurz inne, manchmal trank er Wasser, ein- oder zweimal ging er auf die Toilette, dann kehrte er auf die Couch zurück, drehte sich zur Wand und das Schluchzen setzte wieder ein. Er war außer Stande zu sprechen und ich sagte nichts.

Als er später anfing zu sprechen, war seine Stimme heiser und schien voller Emotionen. »Warum?«, wiederholte er in den nächsten fünf Minuten immer wieder. »Ich liebe sie. Warum hat sie das getan?« Obwohl er laut sprach, waren es keine Fragen, auf die er von mir eine Antwort erwartete, und ich schwieg. Die Zeit bis 12 Uhr war schnell vorbei, Mark ging für eine Stunde zum Essen und wir machten um ein Uhr weiter.

Der Rest des Tages verlief ähnlich wie der Vormittag. Marks Äußerungen bestanden weiterhin im Wesentlichen aus rhetorischen Fragen und ich konnte feststellen, dass diese Art sich zu äußern eine wesentliche Funktion erfüllt, wenn eine Person dabei ist sich zu erholen. Sie muss zuerst ihre eigenen Gedanken hören und sie im analytischen Raum nachklingen lassen, bevor der Analytiker beginnt, sie zu kommentieren. Dieser Vorgang ist Teil des Übergangs von der Reaktion auf die gegenwärtige Krise zu dem zugrundeliegenden Trauma, das sie ausgelöst hat. Die primäre Verbindung wird durch den Affekt des Analysanden hergestellt und anschließend hat das, was der Analytiker sagt, eine ganz andere Bedeutung.

Gegen 16.00 Uhr wurde Mark nachdenklicher. Er hatte die meiste Zeit des Tages geschluchzt, sieben kleine Flaschen Wasser getrunken und sich häufig auf der Couch hin und her gewälzt, obwohl es auch lange Zeiträume gab, in denen er ruhig war, aber nicht schlief. Dann sagte er mit ruhiger Stimme, es sei so seltsam: Er habe Joyce zurückweisen müssen, er habe es nicht gewollt und *er* sei derjenige, der sich verlassen fühle.

»Ich finde das sehr merkwürdig, denn früher ließ ich keine anderen Menschen an mich heran oder ich schlug ihnen die Tür vor der Nase zu und ich fühlte mich gut dabei. Ich wollte ihnen wehtun. Ich wollte Joyce nicht verletzen. Ich liebe sie. Ich musste es tun, aber ich bin nicht sicher, ob ich es überleben kann.«

»Ich glaube, wenn Ihr einjähriges Selbst darüber sprechen könnte, dass Sie Ihre Mutter aufgrund ihrer Depression und ihrer Kälte zurückweisen mussten, ist es das, was es sagen würde.«

»Dass ich sie zurückweisen musste und mich trotzdem verlassen fühlte?«

»Ja, ich glaube schon.«

»Es fühlt sich so richtig an, was Sie sagen. Meine Mutter war keine schlechte Frau, sie …«

An dieser Stelle hörte er auf zu sprechen und schluchzte dann noch eine weitere Stunde lang. Seit all den Jahren, die ich ihn inzwischen kannte, hatte er nun zum ersten Mal überhaupt Gefühle für seine Mutter gezeigt und jetzt war er tief in der Trauer versunken, die er bisher hintangestellt hatte.

Die Zeit bis 18.00 Uhr verging zu schnell, wie mir schien. Ich teilte Mark etwa fünf Minuten vorher mit, dass die Stunde gleich endet. Ich sagte ihm, mir wäre es am liebsten, er ginge direkt nach Hause, würde eine Kleinigkeit essen, früh schlafen und ich würde ihn dann am nächsten Morgen um 9 Uhr sehen. Er sagte nichts und verließ den Raum mit hängenden Schultern; er sah erschöpft aus.

Am nächsten Morgen kam er pünktlich und erzählte mir, dass er bereits zehn Minuten nach einer kleinen Mahlzeit ins Bett gegangen sei und zwölf Stunden geschlafen habe. Ich wusste aus Erfahrung, dass dies sehr häufig nach einer eintägigen Sitzung der Fall ist. Der Patient ist von der Analyse erschöpft und schläft normalerweise die ganze Nacht durch.

Mark entschuldigte sich und sagte, er habe nichts auf dem Herzen. Er schwieg eine halbe Stunde lang, trank aus einer Wasserflasche und ging auf die Toilette, danach kehrte er zurück und schien ruhig zu sein.

»Ich denke gerade darüber nach, wie aus meiner Zurückweisung meine Verlassenheit geworden ist. Ich glaube, das habe ich mein ganzes Leben lang gemacht. Korrektur: Ich glaube, als Kind habe ich es sehr lange geübt, bis es zu meiner zweiten Natur wurde. Ich fand dann Gefallen daran und hatte nicht mehr das Gefühl, dass ich verlassen wurde, sondern dass andere erfahren mussten, wie *ich* sie verlassen habe. Das habe ich oft mit meiner Mutter und meinem Vater gemacht.«

»Das macht Sinn, oder?«

»Weil es mir Spaß gemacht hat?«

»Weil Sie eine Situation, in der Sie hilflos waren, in eine Situation umgewandelt haben, in der Sie das Sagen hatten.«

»Ja, das erklärt Vieles.«

Eine Stunde lang sprach Mark kein Wort. Unser kurzer Wortwechsel ist typisch für diese Art von therapeutischer Arbeit. Es war der Zeitpunkt, an dem er verstehen konnte, wie sich sein Charakter um seine Abwehr gegen die emotionale Erfahrung des Verlassenseins entwickelt hatte. Wenn ein Patient dies versteht, helfe ich ihm normalerweise dabei zu erkennen, welchen Sinn seine Abwehrmechanismen aus der Kindheit machen.

Ich habe auch gelernt, dass Patienten bei einem Zusammenbruch nur ein gewisses Maß an Deutung vertragen können und danach eine lange Zeit des Schweigens brauchen. Es handelt sich nicht um Momente der Introjektion, und ich glaube auch nicht, dass die Patienten grundsätzlich etwas vom Analytiker aufnehmen. Durch die Äußerungen des Analytikers tritt eher etwas, das sie kennen, aber nicht denken (das ungedachte Bekannte) an die Oberfläche. Deshalb ist es sehr wichtig, dass der Analytiker als präsente deutende Instanz aus dem Blickfeld verschwindet, um dem Patienten Zeit zu geben, das ungedachte Bekannte in vollem Umfang durch Erinnerungen, emotionale Erfahrungen und freie Assoziationen zu erfahren.

Es war Mittagszeit und um eins ging es weiter.

Mark war eine Zeit lang still, dann sprach er über Joyce.

»Ich denke, ich habe sie ausgewählt, weil ich sie lieben konnte. In der Pause kam mir eine Frage in den Sinn. ›Warum habe ich sie so sehr geliebt?‹ Und ich weiß, es ist, weil ich ihre Verletzlichkeit spüren konnte, weil ich sehen konnte, wie sie gegen etwas Unbezwingbares ankämpfte, und dafür liebte ich sie.«

»Sie konnten sehen, wie Joyce gegen Sie ankämpfte.«

»Meine Kälte.«

»Ja.«

»Und sie hat mich überlebt und sie hat es immer wieder versucht und nie aufgegeben.«

Auf diese Äußerung folgte ein erneutes Schluchzen und nach etwa fünfzehn Minuten sprach er dann weiter.

»Ich liebte sie, aber sie zerstörte mich. Es war zu viel.«

»Ich glaube, Sie haben als kleiner Junge immer wieder versucht, zu Ihrer Mutter und Ihrem Vater durchzudringen. Und dann hat es sich so angefühlt, als würden Sie hierbei zerstört und Sie haben aufgegeben. Joyce ist die erste Person, mit der Sie diese Erfahrung geteilt haben; sie war in gewisser Weise Ihre Stellvertreterin.«

»Sie war an meiner Stelle.«

»Ja, ich glaube schon.«

»Ich glaube, ich weiß es. Die schlimmsten Momente waren, als ich merkte, dass ich anfing zu … zu … ah …«

»Sie zu hassen?«

»Ja, sie zu hassen. Ich dachte, es wäre gut. Es schien zu helfen. Ich glaube, ich wollte, dass es so weitergeht.«

»Es würde – wie immer – die Dinge einfacher machen.«

»Ja, und … aber …«

»Es hat nicht funktioniert, weil Sie sie geliebt haben.«

Mark weinte lange. Dann war er einige Stunden lang ruhig und schien nachdenklich zu sein. Er stand zweimal auf, um auf die Toilette zu gehen, öffnete dann eine Flasche Wasser und trank sie aus. Natürlich wusste er, dass ich im Zimmer war, aber er war in seiner eigenen Welt und empfand es nicht als notwendig, mich zur Kenntnis zu nehmen oder die üblichen sozialen Verhaltensweisen an den

Tag zu legen. Ich war an meine Kinder erinnert, die – wenn sie in ihren Kinderbetten lagen – sich einfach nur umschauten und ganz zufrieden waren.

Nach langer Zeit sagte er, es ginge ihm gut. Er sagte, er wisse, warum er Joyce hatte verlassen müssen und zählte die Gründe auf, warum ihre Unreife und ihr Ungestüm ihn einfach zu verrückt gemacht hatten. Er sagte, er habe jetzt gelernt, dass er lieben und eine Beziehung eingehen könne; dann wandte er sich einem Thema zu, das ich schon häufig in der Analyse angesprochen hatte: dass ich gemerkt hätte, wie er Schritte unternahm, um die richtige Partnerin für sich zu finden. Er sagte, er glaube jetzt, dass ich recht habe. Er würde nicht mehr mit irgendwelchen Frauen herumvögeln; er würde jemanden finden, der zu ihm passt.

Seine Stimme und sein Auftreten hatten sich verändert. Er war aus seinem Zusammenbruch aufgetaucht und teilte mir mit, dass er in den beiden vorangegangenen Nächten so erschöpft gewesen sei wie nie zuvor und dass er tief geschlafen habe; er ergänzte, der Schlaf habe ihn geheilt. Gegen vier Uhr nachmittags wurde er unruhig und ich sagte, er habe meines Erachtens seinen Zusammenbruch überwunden und auch die Stimmung im Behandlungszimmer sei jetzt anders.

»Bis vor etwa einer halben Stunde hatte ich in diesem Raum kein Zeitgefühl. Ich bin immer nur auf die Toilette gegangen. Als Sie mir zum ersten Mal sagten, es sei Zeit für das Mittagessen, dachte ich, ich sei nur ein paar Minuten in diesem Raum gewesen und der Tag vergehe wie im Fluge. Ich hätte nie geglaubt, dass ich mich von dem Verlust von Joyce erholen würde; ich bin ziemlich erstaunt, wie ich das geschafft habe.«

»Wir haben Ihnen Zeit gelassen.«

»Ja, das ist richtig. Letzte Woche geriet ich in Panik, ich hatte schreckliche Albträume und ein unerträgliches Verlustgefühl. Ich dachte, ich würde es nicht überleben.«

»Nun gut, Sie haben hier sicherlich Ihren Verlust zum Ausdruck gebracht und dies hat Ihre Gefühle für Joyce in ein neues Licht gerückt.«

»Ja, das ist eine ungewöhnliche Art, es auszudrücken, aber Sie haben recht. Ich habe mich sehr um sie bemüht, aber sie hat es nicht ausgehalten. Ich hoffe, sie wird wieder gesund.«

Anschließend sprach er über Joyce und wie er ihr in den kommenden Monaten helfen könnte. Es ging ihr nicht gut und er überlegte sich, wie er sie finanziell unterstützen könnte, ohne die Distanz zu ihr aufzugeben.

Etwa eine Stunde vor Schluss sagte ich, dass wir meiner Meinung nach unsere Aufgabe erfüllt hätten und die Analyse in zwei Tagen am Telefon fortsetzen würden. Mark sagte, dies sei für ihn in Ordnung. Um sechs Uhr stand er auf, wir schüttelten die Hände, dann sagte er: »Vielen Dank«, und ich antwortete: »Das gehört zu meinem Job.« Er ging zur Tür hinaus, ich packte meinen Koffer und fuhr zum Flughafen.

Kapitel 7

Geschichten und der *Après-Coup*

In früheren Aufsätzen habe ich zwischen Vergangenheit und Geschichte unterschieden.[8]

Vergangenheit ist die unbearbeitete Erfahrung, wie wir sie selbst erlebt haben – genauso wie wir als ein Gegenstand neben anderen Gegenständen existieren. Aber die Tatsachen unseres Lebens haben eine geringe Bedeutung, solange sie nicht unbewusst transformiert werden. Keine Handlung, die wir ausführen oder die gegen uns gerichtet wird, kein Ereignis in unserer Vergangenheit ergibt einen Sinn, wenn wir ihm keine Bedeutung geben. Wir alle haben eine Vergangenheit, aber nicht alle von uns haben eine Geschichte.

Einige Menschen haben viel über ihre Vergangenheit nachgedacht und haben »Geschichten« geschaffen. In der Psychoanalyse sind diese Geschichten wichtig. Sie spiegeln die Arbeit der Transformation vergangener Erfahrungen, die wir mit einem Gegenstand machen, wider. Durch diese Transformation werden die Erfahrungen Teil der imaginären und symbolischen Ordnung, die Bedeutung erzeugt. Diese Geschichten können aber voller Selbsttäuschungen sein, die oft – aber nicht immer – das Ziel haben, den Blick von schmerzhaften Elementen der Vergangenheit abzuwenden. Ein Teil der psychoanalytischen Arbeit besteht dann darin, die vielen Geschichten des Selbst zu rekonstruieren und eine revidierte, gemeinsam erarbeitete Version zu entwickeln, die das Ergebnis der Analyse darstellt.

---

8 Siehe Bollas, C. (1995): The functions of history. In: Bollas, C.: *Cracking up*. New York: Hill & Wang, S. 66–110.

Wenn man bedenkt, dass wir immer nur einen kleinen Teil unserer Psyche verstehen, ist es ein Glücksfall, dass die exakte Erforschung unserer Geschichte es uns anscheinend ermöglicht, dem Unbewussten Informationen zu entlocken. Eine der Funktionen des Unbewussten besteht darin, die verstörenden Erfahrungen des kindlichen Selbst zu speichern und für einen Zeitpunkt in der Zukunft aufzubewahren, an dem sie in Erzählungen transformiert und bewusst gemacht werden. Es ist, als ob die Auswirkungen des Realen unbewusst aufbewahrt werden und psychische Priorität erhalten, sodass, wenn wir zu einem späteren Zeitpunkt in unserem Leben zu Historikern unseres Selbst werden, diese Bereiche uns als »Sonderzustellung« zugeschickt werden. Sicherlich wirkt sich die Anwesenheit des Analytikers, der nicht nur Interesse an unserer Vergangenheit bekundet, sondern auch die jüngsten Ereignisse akribisch aufzeichnet und zu unserer früheren Geschichte eine Verbindung herstellt, auf das Unbewusste des Analysanden aus. Auf diese Weise öffnet sich eine Tür zu primärem Quellenmaterial, das aus den Bibliotheken des Unbewussten freigegeben wird.

Die Geschichte, die angesichts des Zusammenbruchs einer Person zutage tritt, ist in der Regel sehr klar. Es ist einfach, ihr zu erklären, warum sie sich in einer Krise befindet. Ein Zusammenbruch ist eine paradoxe Gestalt: Ein Moment der Selbstzersplitterung ist gleichzeitig ein Moment der Vereinigung im Inneren des Selbst. Letztlich ist ein Zusammenbruch eher formgebend als fragmentierend. Da sich jetzt die wahre Form des Selbst durchsetzt, beginnen die Strategien zu bröckeln, mit denen man diese Entwicklung bisher um jeden Preis aufhalten, verzögern und vermeiden wollte; dies versetzt das Ich in Alarmbereitschaft, das die Verteidigung des Selbst gegen innerpsychische Gefahren zum Ziel hat.

Dies ist einer jener Momente, in denen die Interessen des Ichs und des Selbst miteinander kollidieren. Für das Selbst beginnt sich eine Wahrheit in Form einer existenziellen Krise abzuzeichnen, die eine verborgene Bedeutung enthält. Das Ich erlebt die Störung als eine Bedrohung der Abwehrmechanismen, die es seit Langem gegen die unvermeidliche Kraft dieser immer wieder auftauchenden Wahrheit aufgebaut hat.

Im Moment des Zusammenbruchs treffen zwei Vergangenheiten aufeinander: die unmittelbare Vergangenheit des Ereignisses, das den beginnenden Zusammenbruch begründet, und die Kindheit des Patienten. Die traumartige Verdichtung des kritischen Ereignisses, welches das Selbst erschüttert, erfordert eine Dekonstruktion auf der Basis freier Assoziationen und eine emotionale Sättigung, bevor seine Geschichte erzählt werden kann. Während diese Dekonstruktion stattfindet, wird auf der Grundlage der aktuellen Erfahrung den vielen früheren Entwicklungsstufen des Selbst mitgeteilt, dass die Informationen jetzt frei fließen können; außerdem werden Verbindungen zwischen der jüngsten Vergangenheit und der Kindheit hergestellt.

Man könnte erwarten, dass diese Erkenntnis aufschlussreich ist, aber ich habe bisher nicht erlebt, dass dies der Fall ist. Obwohl das Zusammentreffen der beiden Vergangenheiten tiefgreifend und bewegend ist, bietet der Inhalt normalerweise keine Überraschung.

Mark hat Abwehrmechanismen dagegen entwickelt, dass Menschen in ihn eindringen, da seine Mutter paranoid war. Er weiß, dass er dies tut. Dann verliebt er sich, lässt seine Geliebte nahe an sich heran, sie geht weg und er bricht zusammen. Auf den ersten Blick erscheinen die Gründe für den Zusammenbruch ziemlich offensichtlich; doch obwohl solche Erklärungen vielleicht nicht neu sind, stellen die meisten Analysanden interessanterweise fest, dass die Vergangenheit in einer neuen Form erscheint, in der sie anders dargestellt oder erzählt wird, wenn Analytiker und Patient diese einfachen Erklärungen in der neuen Situation artikulieren. Zu diesem Zeitpunkt scheint nicht der Inhalt der Vergangenheit therapeutisch wirksam zu sein, sondern der *Vorgang, die Geschichte zu konstruieren*, erweist sich als produktiv und transformativ.

Was kennzeichnet also die aufgeschobene Erfahrung, die schließlich zu einem Zusammenbruch führt?

In einer früheren Arbeit behauptete ich, dass ein Kind die Erfahrung eines beunruhigenden psychologischen Ereignisses einfriert.[9] Dieser unbewusste Vorgang zielt darauf ab, die schockierende Erfahrung zu binden und sie aufzubewahren, damit sie später wieder aufgegriffen werden kann. Es handelt sich hierbei lediglich um eine Neuformulierung von Freuds Traumatheorie [*Nachträglichkeit* – im Orig. deutsch], nach der das Unbewusste auf einen Schock reagiert, indem es dessen Auswirkungen aufschiebt, bis das Kind die Fähigkeit erworben hat, ihn sowohl mental als auch emotional zu erleben.

Die gewöhnlichen Dinge der Kindheit sind sehr offen für unbewusste Deutungen, die das Alltägliche in etwas Schockierendes transformieren können. Vor der Klasse singen zu müssen, dazu gezwungen zu werden, mit einem anderen Kind zu ringen, die Proviantdose gestohlen zu bekommen … das Kind mag nicht in der Lage sein, dies den Eltern mitzuteilen, aber die Erfahrungen, die das kindliche Selbst macht, lassen sich nicht auslöschen.

In der ersten Sitzung nach seinem Zusammenbruch erinnerte sich Alex an eine Zeit als zwölfjähriger Junge im Kino. Er hatte seine Freundin geküsst, die neben ihm saß. Ein Klassenkamerad, der hinter ihm saß, hatte gesagt: »Alex weiß nicht, wie man küsst!« Nach dieser Äußerung seines Klassenkameraden erlebte er einen seltsamen Schock, der immer schlimmer wurde und ihn von den Zehen bis zum Kopf erfasste. Seine Beine begannen zu zittern, er machte sich fast in die Hose und konnte sich kaum auf seinem Sitz halten. Als der Film zu Ende war, konnte er nur noch daran denken, wie er – ohne zusammenzubrechen – aus dem Kino herauskäme.

9 Siehe Bollas, C. (1989): Historical sets and the conservative process. In: Bollas, C.: *Forces of Destiny*. London: Free Association Books, S. 193–210.

In der Analyse dauerte es einige Zeit, bis er herausfand, warum dieses Ereignis so schockierend für ihn war, aber schließlich erinnerte er sich daran, dass er, während es passierte, den Gedanken hatte, sein Leben hätte sich verändert. Außerdem dachte er daran, dass er nicht wusste, was er tun solle und dass er nie wieder derselbe wäre.

In meinem Buch *The Freudian Moment* behauptete ich, dass die Entdeckung der Psychoanalyse, insbesondere des Freud'schen Paares (der Analysand assoziiert frei und der Analytiker hört unbefangen zu),[10] die Realisierung einer phylogenetischen Präkonzeption sei.[11] Seit Jahrtausenden suchten Männer und Frauen unbewusst nach genau dieser Art von Beziehung, in der sie ihren Traum einem »Anderen« erzählen konnten, der zuhörte und dann seinem Gegenüber durch dessen freies Assoziieren das unbewusste Wissen des eigenen Selbst über die Bedeutung des Traumes entlockte. Der Begriff »Psychoanalyse« ist die Konzeptualisierung dieser Realisierung und verweist als Signifikant auf ein Projekt, das innerhalb einer bestimmten und besonderen Art von Beziehung stattfindet.

Meines Erachtens verfügt ein Kind, das in der Realität durch ein verstörendes Ereignis in einen Schockzustand versetzt wurde, über ein unbewusstes Gespür oder eine Präkonzeption, dass es sich eines Tages an eine empathische Person wenden kann, damit diese Erfahrung einen Sinn bekommt. (Diese Erwartung kann sich auf bestehenden Figuren beziehen, die in seinem Leben wichtig sind, wie z.B. die Großeltern oder auch alte Märchenfiguren, die unendlich liebevoll und weise erscheinen.) Es gibt nicht nur einen unbewuss-

10 Der Begriff des »freien Zuhörens« wurde von Adam Phillips geprägt und ich habe ihn übernommen. Siehe Phillips, A. (2002): *Equals*. London: Faber & Faber, S. 31.

11 Die Konzepte der Präkonzeption, Realisierung und Konzeptualisierung wurden von Bion entwickelt und ich verwende sie hier für meine eigenen Zwecke.

ten Glauben an das Eintreffen dieses »Anderen«, sondern auch eine Suche nach so einer Person, in deren Gegenwart die eingefrorenen Selbstzustände belebt, dann in Begriffe gefasst und schließlich verstanden werden können.

Diese Präkonzeption wird häufig realisiert, wenn sich eine Person verliebt. Das Versprechen der Liebe und das berauschende Gefühl einer Liebesbeziehung führen immer wieder dazu, dass das Selbst gespeicherte Selbstzustände wahrnimmt und diese dem Geliebten in vollem Umfang preisgibt. Das Problem besteht darin, dass der Liebhaber, wenn ihm solch kostbaren Geheimnisse anvertraut werden, sich zwar zunächst freut und privilegiert fühlt, dass es aber nicht lange dauert, bis er dadurch irritiert wird und nicht weiß, was er tun soll. Es reicht nicht aus, dass der Partner »sich die Sache von der Seele geredet hat«, da der Affekt, der in dem beunruhigenden Ereignis vergraben ist, nicht abreagiert wurde.

Das beunruhigende Ereignis muss in Gegenwart eines Anderen wiedererlebt werden, wodurch das Ereignis transformiert wird und eine Bedeutung erhält. Diese Aufgabe ist normalerweise viel zu groß für einen Partner – obwohl viele es versuchen – und der Stress der Situation kann sich als zu anstrengend für das Paar erweisen, das sich angesichts dieser Belastungen vielleicht sogar trennt.

Im therapeutischen Milieu suchen viele Erwachsene Menschen auf, die bereit sind, diese gespeicherten Selbstzustände aufzunehmen, zu containen und zu verarbeiten. Zu Beginn einer Analyse können sich zwar einige von ihnen an das Ereignis erinnern, das sie ursprünglich beunruhigt hat, viele aber nicht. Es kann als ein Gefühl von etwas, von dem sie wissen, dass es in ihnen ist, vorhanden sein, aber es kann nicht gedacht werden.

Wir alle sind zusammengesetzt aus dem ungedachten Bekannten. Wir kennen die Welt unserer Säuglings- und Kleinkindzeit durch unbewusstes Erleben. Vor dem Spracherwerb fehlt uns die mentale Ausrüstung, um die Erfahrungen, die wir machen, zu denken, sodass sie in nonverbalen, representationalen Kategorien, die aus psychosomatischen Einheiten bestehen, gespeichert werden, z. B. das Spiel des Lichts oder der Klang einer Stimme. Mit der Zeit können sich diese Einheiten miteinander verbinden und die Grundlage für emotionale Erfahrungen und unbewusste Fantasien bilden.

Nach dem Spracherwerb werden diese präverbalen Selbstzustände normalerweise in die symbolische Ordnung übertragen. Dies bedeutet, dass eine beunruhigende frühe Erfahrung sich mit Wörtern verbindet, die dann für das restliche Leben des Selbst ihre Bedeutung behalten. Eine Patientin sagte beispielsweise, dass sie jedes Mal, wenn sie das Wort »banana« hörte, eine Art Unwohlsein überkam. In Geschäften sah sie sich keine Bananen an, weil sie den Klang des Wortes nicht mochte. Es hat lange gedauert, bis dieses Wort in seine Bedeutung zerlegt wurde. »Ba« bedeutete »Bah!«, »Nana« bedeutete »Na, Na, Na!«; Banane implizierte deshalb das kräftige, verächtliche »Bah! Nein!« eines Anderen gegenüber dem Kind. Bereits das Wort erinnerte diese Patientin an einen Vorgang, bei dem sich im wahrsten Sinne des Wortes ihr Magen umdrehte und jedes Mal, wenn sie das Wort hörte, verzog sie ihr Gesicht vor Abscheu. Dies ist ein präverbaler körperlicher Ausdruck eines Selbstzustandes; eine infantile Erfahrung wurde auf das Wort »banana« übertragen, da mit dem Wort Aspekte dieser Erfahrung erfasst und anschließend in der symbolischen Ordnung zur Speicherung und zum Verstehen festgehalten wurden.

Menschen suchen also bereits vor einem Zusammenbruch eine Psychotherapie auf, weil sie das Gefühl haben, dass gerade etwas Beunruhigendes, das dem ungedachten Bekannten innewohnt, in irgendeiner Form repräsentiert wird. Die emotionale Erfahrung, die die Offenlegung des ungedachten Bekannten in einer therapeutischen Umgebung darstellt, ist die Erfüllung eines unbewussten Versprechens, das das Kind dem Selbst gegeben hat. Wenn endlich jemand da ist, der das unerklärlich Schmerzhafte, das Verwirrende und Entsetzliche in sich aufnimmt, erleben die meisten Menschen, die von tief beunruhigenden Selbstzuständen geplagt werden, einen Zusammenbruch.

Dies führt uns zu einer immer wieder geäußerten Bemerkung, die sich gegen die Psychoanalyse richtet, dass sie die Menschen ins Unglück führt oder eine Krankheit ist, die sich selbst als Heilmittel anpreist. Wenn Menschen eine Psychoanalyse beginnen, so steht es außer Frage, dass dies in vielen Fällen dazu führt, dass ein inneres Trauma psychisch wahrgenommen und möglicherweise verstanden werden kann. Zweifelsohne ist die Struktur des psychoanalytischen Prozesses so angelegt, dass sie diesen Wahrnehmungsprozess hervorruft, um ihn zu containen und zu transformieren. Zu behaupten, die Psychoanalyse sei die Ursache der Krise, ist jedoch falsch. Solche Zusammenbrüche passieren früher oder später ohnehin, entweder angesichts einer aufrüttelnden Handlung innerhalb einer Beziehung oder wenn das Selbst einen erneuten Schock im äußeren Leben erfährt.

Eine der wichtigsten Aufgaben des Analytikers ist es, das Ereignis, das den Zusammenbruch einer Person ausgelöst hat, aufzuspüren und bis ins kleinste Detail zu erforschen. Nach einer Dekonstruktion und akribischen Analyse dieses Ereignisses kann der Analysand seine Position des mentalen Chaos, des Schmerzes und der tiefgreifenden Angst hinter sich lassen und dazu übergehen, ein Verständnis für seine Geschichte zu entwickeln.

Selbst wenn klar wird, wie das Unbewusste des Patienten das Ereignis gedeutet hat, lösen sich die vorhandenen Ängste nicht automatisch auf. Was allerdings erreicht wird, ist der Beginn eines Prozesses der Bindung (die Übernahme der Containerfunktion und die Strukturierung der Ängste des Patienten), der das äußerlich sichtbare Ergebnis des deutenden Verstehens ist.

Durch den Vorgang des Deutens kommen neue Ideen ans Tageslicht, die gedacht werden können, aber zusätzlich zu den offengelegten *Inhalten* entsteht auch die Möglichkeit, dem, was aus dem Unbewussten des Patienten aufgedeckt wurde, eine *Form* zu geben. Da das Deuten dem Chaos eine Struktur verleiht, ist der Einfluss, den es auf die Form hat, äußerst wichtig für das Ich, das ja in erster Linie nicht mit der Suche nach einer Bedeutung, sondern mit Strukturierung befasst ist.

Abgesehen davon kann die Bindung des Analysanden an den Analytiker nur erfolgreich sein, wenn die Deutungen hinreichend korrekt sind. Wenn der Analysand missverstanden wird, droht eine falsche Strukturierung, die die Angst und das Misstrauen gegenüber der Fähigkeit des Analytikers, die Haltefunktion zu übernehmen, verstärkt. Deshalb habe ich immer wieder darauf hingewiesen, wie wichtig es ist, die Einzelheiten des beunruhigenden Ereignisses sorgfältig zu erfassen, bevor man allmählich die Muster entdecken kann, die auf die Bedeutung des Ereignisses verweisen und sich durch den Prozess der freien Assoziation sowie der weiteren analytischen Befragung ergeben.

Meiner Erfahrung nach verkörpert das auslösende Ereignis immer die unbewusste Zerbrechlichkeit des Patienten. Sobald das Ereignis einmal verstanden wurde, dient es als »mentales Portal«. Für einen Patienten, der seit längerer Zeit in Analyse ist, gibt es hoffentlich viele Fäden, die durch dieses Portal verlaufen und sowohl dem Analytiker als auch dem Patienten bereits vertraut sind. Durch die Türen der inneren Wahrnehmung werden diese Fäden die Vergangenheit des Patienten, seine aktuelle Situation und die psychische Struktur des Selbst miteinander verbunden.

Kapitel 8

Zeit

Ein Patient, der einen Zusammenbruch erleidet, braucht vor allem eines: *Zeit*.

Dem Zusammenbruch muss die Zeit gegeben werden, die er braucht, um sich zu ereignen, und zwar im Rahmen einer zwischenmenschlichen Beziehung, in der der Andere (Therapeut) da ist, um von dem Selbst (des Patienten) zu hören und nicht davor wegzulaufen. Diese Erfahrung ist für die Persönlichkeitsanteile des Patienten, die in Panik geraten sind, äußerst beruhigend. Aber um dies zu erreichen, muss dem Patienten klar sein, dass der Psychoanalytiker bereit ist, so lange wie nötig durchzuhalten. Aufgeben ist keine Option.

In einer herkömmlichen analytischen Sitzung, die fünfundvierzig oder fünfzig Minuten dauert, gibt es eine räumlich-zeitliche Grenze, die den analytischen Rahmen darstellt. Dieser Rahmen bekommt für sich selbst eine Bedeutung. Er hat eine Struktur, eine *Form* wie die eines Gedichts, einer musikalischen Komposition oder eines Rituals. Alles, was gesagt oder inszeniert wird, zeigt sich innerhalb dieses Rahmens und wird somit von ihm geprägt.

Der Analysand schweigt einige Minuten lang oder plaudert ein wenig, bevor die Sitzung von der sozialen zur psychoanalytischen Realität übergeht. Das Sprechen des Analysanden ist nun eine Form, dem Selbst zuzuhören, da durch das freie Assoziieren unbewusstes Denken Einzug hält. Der Analytiker taucht in den Prozess des vertieften Zuhörens ein und kann von Zeit zu Zeit mit seinem eigenen Unbewussten den roten Faden des Unbewussten des Patienten erkennen, indem er Verknüpfungen in dessen Gedankenkette entdeckt, die Logik der emotionalen Erfahrung spürt oder die charakterliche Veränderung des Patienten in der Übertragung wahrnimmt.[12]

Dies kann zu einer Deutung oder einer Reihe von Beobachtungen führen, die ihrerseits den Analysanden zu einer Antwort auffordern. Analysand und Analytiker können dann eine Weile daran arbeiten: Es herrscht Schweigen, die Stunde endet und beide warten auf die nächste Sitzung, in der derselbe Prozess in anderer Form, mit anderem Inhalt, aber innerhalb desselben Rahmens ablaufen wird.

Bei der extremsten Form der Behandlung, die ich hier vorstelle – der ganztägigen Sitzung –, ist klar, dass die Kommunikationsform zwar immer noch einer Psychoanalyse entspricht, der zeitliche Rahmen aber radikal verändert wird. Im Laufe des Tages löst sich nach einigen Stunden die vertraute Form auf; die rhythmische Logik der fünfundvierzigminütigen Sitzung weicht allmählich einem anderen Takt. Die Zeit stellt keinen so knapp bemessenen Faktor innerhalb der Sitzung dar; der Analysand steht nicht mehr in gleicher Weise unter ihrer Schirmherrschaft. Der Rhythmus, der sich herauskristallisiert – eine unbekannte Zeitlichkeit –, wird nun von dem psychischen Zustand des Analysanden und den Wahrheiten seiner inneren Bedürfnisse bestimmt.

Die vielfältigen Themen, die jetzt ins Bewusstsein treten, könnten in der für eine konventionelle Sitzung vorgesehenen Zeit nicht vollständig zur Sprache kommen. Für das Unbewusste bedeutet der Wechsel vom Gesetz des Rahmens zu den Forderungen der Nachträglichkeit oder den Bedürfnissen des Ichs, dass innerhalb der psychoanalytischen Behandlung die Notwendigkeit dieser vorübergehenden Neuorientierung erkannt wurde.

12 Freud, S. (1923): *Handwörterbuch der Sexualwissenschaft*. GW XIII, S. 211–233. Engl.: Freud, S. (1923): Two encyclopaedia articles. In: Freud, S.: *Standard Edition of the Complete Psychological Works of Sigmund Freud*, 18, S. 235–259. London: Hogarth Press.

Der Analysand begreift, dass die erforderliche Zeit und der notwendige Raum zur Verfügung stehen, damit dem Leiden des Selbst volles Gehör geschenkt wird. Er spürt allmählich, dass die Dringlichkeit bzw. der Druck, so viel wie möglich zu sagen, nachlässt. Die Zeit scheint sich zu öffnen und der psychische Raum wird größer, womit auch die Fähigkeit verbunden ist, die Fülle der zukünftigen psychischen Inhalte und emotionalen Zustände aufzunehmen und zu verarbeiten.

Dies ermöglicht längere innere Zwischenphasen, Phasen intensiven inneren Erlebens, in denen der Analysand in seinen Gedanken und Gefühlen versunken ist, ohne sich der Anwesenheit des Analytikers bewusst zu sein. In diesem Zustand kann der Patient stundenlang verweilen.

Meinen Beobachtungen und meiner eigenen Intuition entnehme ich, dass diese Zustände – mitten in solch einem Leidensprozess – paradoxerweise äußerst friedliche Zeiten sind; Patienten erzählten mir außerdem, dass solche inneren Zwischenphasen der wichtigste Teil ihrer gesamten Erfahrung waren.

Sie sagen, es sei wie ein Wachtraum mit gelegentlichen halluzinationsähnlichen Visionen oder eidetischen Erinnerungen gewesen, durchsetzt mit vorübergehenden klaren Ausblicken auf sie selbst, ihre Mütter oder Väter oder ihr Leben. Sie hatten das Gefühl, sich in einem dynamischen Prozess zu befinden. Während dieses Prozesses kam es ihnen nie in den Sinn zu reden und sie erwarteten auch nicht, dass ich etwas sagen würde.

Als ich diese Form der erweiterten Analyse zum ersten Mal anbot, wusste ich nicht, wie lange die Intervention dauern würde. Genau genommen war wahrscheinlich die größte Überraschung für mich, wie kurzlebig diese Krisen waren. Ich stellte fest, dass die ernste Phase eines Zusammenbruchs erstaunlich kurz ist, wenn es uns gelingt, die Analysanden vor ihrem Absturz aufzufangen. Die ganztägigen Sitzungen dauerten nie länger als drei Tage.

Mit der Zeit erkannte ich, dass selbst der heftigste Zusammenbruch einen bestimmten Lauf nimmt, und ich begriff, dass Zusammenbrüche üblicherweise in klaren Phasen ablaufen, mit einem Anfang, einer mittleren Phase und einem Ende. Der Entwicklungsverlauf der mentalen Vorgänge scheint etwas mit dem Zeitgefühl des Ichs zu tun zu haben. Das Ich spürt, dass eine Aktivität in Gang gesetzt wurde, die über Parameter und Regeln verfügt, außerdem ein Ziel und eine Methode hat, um dieses Ziel zu erreichen. So wie das Ich unbewusst die Muster des Selbst entwirft, so ist es auch die Instanz, welche die Muster des Lebens wahrnimmt.

Wenn es den Menschen, die einen Zusammenbruch erlitten haben, gelingt, zu ihrem Leben und ihrer Zukunft eine Verbindung aufrechtzuerhalten, so trägt dies zu ihrer Heilung bei.

Das Ich des Säuglings weicht dem Ich des Kindes, des Heranwachsenden, des jungen Erwachsenen und abschließend dem Ich aller darauffolgenden Lebensabschnitte. Hierbei handelt es sich um einen Strukturierungsprozess, bei dem das Ich im Laufe der Zeit ein eigenes Gespür für die Aufgaben entwickelt, mit denen es jeweils konfrontiert wird; die psychischen Komplexe, die das Ich aus der Vergangenheit übernommen hat, bekommen eine Struktur und es entsteht eine Vorstellung von zukünftigen Phasen. Diese Fähigkeit, die Zukunft zu erspüren, ist möglicherweise phylogenetisch bedingt, vielleicht auch Teil des kollektiven Unbewussten oder des vernetzten Wissens des Gehirns.

Wir alle bereiten uns mental auf die Zukunft vor. Aufgrund der Schwierigkeiten, die uns im Leben erwarten, ist dies notwendig. Die menschliche Erfahrung – unser gesamter Lebensweg – ist voll von Unerwartetem, Unvorhergesehenem, im Guten wie im Schlechten. Die Zukunft ist nicht nur ein Zeitpunkt in unserer Vorstellung, sie ist ein Ziel unseres Ichs; es besteht darin, das Selbst durch die Gegenwart zu begleiten, hinein in das, was auch immer kommen mag. In jeder Sekunde unseres Daseins setzen wir dies um: Kaum sind wir in der Zukunft angekommen, wird sie in die Vergangenheit verwandelt. Das Individuum spürt, dass es im Leben unterwegs ist und dass dies gut ist. Das Ich empfindet die Lebensspanne des Selbst als eine zeitliche Struktur.

Hätte ich diesen Patienten zu Beginn gesagt: »Vergessen Sie die Zukunft, vergessen Sie ihr Leben. Wir werden dranbleiben, auch wenn es Jahre dauert«, hätten sie dies mit Recht nicht als Zuversicht, sondern als Omnipotenz gedeutet und ihre Angst wäre größer worden. Das Wichtigste aber ist, eine für den Heilungsprozess entscheidende Objektbeziehung wäre weggefallen. Meine Patienten und ich hatten immer vor Augen, dass eine Welt auf sie wartet, in die sie zurückkehren würden. Sie hatten das Gefühl, die Zukunft sei für sie in den kommenden Wochen ein guter Ort, an dem sie sich aufhalten können, sobald sie die Elemente aus der Vergangenheit, die sie zurückgehalten hatten, durchgearbeitet hätten.

Sobald das Ich in der Analyse den Zusammenbruch seiner Abwehr akzeptiert, gehen aufgrund des psychoanalytischen Prozesses seine Signalängste und primären Ängste zurück. Das Ich taut die eingefrorenen Quellen des psychischen Schmerzes auf, sodass das Selbst jetzt von emotionalen Wahrheiten durchströmt wird. Dadurch, dass der Analytiker seine Wertschätzung für diese Fähigkeiten des Ichs zum Ausdruck bringt, kann der Analysand erkennen, dass er über Eigenschaften und Möglichkeiten verfügt, im Leben zurechtzukommen und dass diese Fähigkeiten Quellen der Stärke darstellen. Dieser Vorgang ermöglicht es dem Selbst und dem Ich, angesichts dieser Art von »negativer Fähigkeit« zu funktionieren, die wir als *Glaube an das Ich* bezeichnen könnten.

Vergleichen wir dies mit der Situation eines Schizophrenen. Eine der Tragödien der chronischen Schizophrenie besteht darin, dass das Ich nur auf einer primitiven, rudimentären Ebene funktioniert und dass darauf kein Verlass ist. Die Vergangenheit ist ein Traum; das Selbst will sich nicht an sie erinnern oder über sie sprechen, weil dadurch der Traum zu einem Albtraum wird. Das Selbst versucht – da die Zukunft nur als schwarzes Loch existiert – dauernd präsent und wach zu sein: in den Fernseher schauen, auf einem Stuhl sitzen, einen Flur entlanggehen, Stuhlgang haben, urinieren, essen … diese Momente sind zeitlich nicht begrenzt, sondern Teil der Zeitlosigkeit. In all diesen verschiedenen Situationen handelt das Selbst mit derselben inneren Haltung; sein Ziel ist es, einfach nur zu sein und in Ruhe gelassen zu werden. Die Nacht ist furchterregend, aber die Medikamente erwarten das Selbst und betäuben es, sodass es nachts keine Träume und kein Aufwachen in einer abwesenden Welt gibt.

Vor dem Hintergrund der Tragödie der Schizophrenie hat ein Mensch, der einen Zusammenbruch erleidet, noch Glück gehabt. Wenn der Psychoanalytiker ihm das Gefühl gibt, dass die gegenwärtige beängstigende Erfahrung vorübergehend ist und nicht länger als ein paar Wochen andauern wird, kann das Ich des Analysanden beginnen, sich Vorstellungen von der Zukunft zu machen und zu planen. Natürlich werden sich diese Pläne ändern, wenn sich die Annahmen des Ichs mit den in der Analyse vollzogenen Transformationen verändern.

Kapitel 9

Emotionale Erfahrung

Der Zusammenbruch eines Menschen ist ein Prozess, der in zwei Richtungen verlaufen kann.

In den meisten Fällen bleibt dem Patienten und dem Analytiker genügend Zeit, um Verbindungen zur Geschichte des Patienten herzustellen und die Bedeutung des auslösenden Ereignisses zu erforschen, bevor die volle Wucht des Zusammenbruchs einsetzt und eine Situation tiefer Regression eintritt. Wenn der Analytiker sich immer intensiver um seinen Analysanden kümmert, verläuft der Zusammenbruch langsam.

Gelegentlich passiert allerdings Folgendes: Das plötzliche Auftreten von überwältigend starken Emotionen hindert das analytische Paar an der Erkundung der jüngsten und vergangenen Geschichte. Meines Erachtens handelt es sich in diesem Fall wahrscheinlich um einen Durchbruch von Erfahrungen, die vor der Sprachentwicklung gemacht wurden. Dies bedeutet, das ungedachte Bekannte, das sich im Hier und Jetzt zeigt, kann der Geschichte des Patienten nicht – zumindest nicht am Anfang – zugeordnet werden.

Hier gilt es, die Intelligenz zu respektieren, mit der sich das Ich präsentiert. Wenn der Patient mit Sprache, Reflexion, Erinnerung an die letzten Ereignisse beginnt und sie mit der Vergangenheit verknüpft, wird dies den Weg für gespeicherte emotionale Erfahrungen ebnen, die er dann zum Ausdruck bringen kann. Wenn der Patient jedoch mit den Tiefen der emotionalen Erfahrung beginnt, muss der Analytiker diese Tatsache akzeptieren und darf nicht versuchen, davon abzulenken, indem er beispielsweise auf eine Diskussion über das Ereignis besteht, das den Zusammenbruch ausgelöst hat.

Wir werden jetzt die besonderen Merkmale der emotionalen Erfahrung während eines Zusammenbruchs näher untersuchen, aber zunächst ist es sinnvoll, einige Unterscheidungen zu treffen.

Eine Emotion ist kein Affekt.

Ein Affekt ist ein isoliertes inneres Ereignis, in der Regel ein psychisch-körperlicher Zustand, wie beispielsweise Angst, Hochgefühl, Wut oder Schrecken.

In Wirklichkeit gibt es so etwas wie *eine* Emotion nicht, es gibt nur »emotionale Erfahrungen«, die sich aus vielen inneren Elementen zusammensetzen. Eine emotionale Erfahrung ist eine strukturierte Einheit, die wir mit einem Traum vergleichen können.

Bindungstheoretiker haben viel über Affekte und deren Bedeutung für das Erwachsenenleben geschrieben. Dies ist eine sinnvolle Fokussierung, aber es ist wichtig, ihre Grenzen im Gedächtnis zu behalten. Die Affekttheorie beschreibt die Selbstzustände eines Säuglings: Zufriedenheit, Kummer, Angst, Panik, Wut und so weiter. Wenn ein Säugling heranwächst, beginnt er, komplexere emotionale Erfahrungen zu machen. Er lernt zum Beispiel, dass seine Mutter nicht nur seinen Körper pflegt und versorgt, sondern dass sie auch eine Person mit Stimmungen und Angewohnheiten ist. Er weiß dann, dass ihre individuelle Persönlichkeit ebenfalls eine veränderliche Variable darstellt.

Es gibt einige emotionale Erfahrungen, die ziemlich vorhersehbar sind. Wenn beispielsweise die Essenszeit bevorsteht, sieht das Kind, wie die Mutter das Essen zubereitet; dies löst bei ihm eine Reihe von Affekten, Erinnerungen, Wünschen und Erwartungen aus. Einzelne unvorhergesehene Ereignisse in einer ansonsten routinemäßigen Abfolge – ein Telefonanruf, Bauchschmerzen, ein Kochtopf, den die Mutter fallen lässt und worüber sie flucht – bringen unweigerlich Zufallsvariablen mit sich, die Einfluss auf den Hergang der Ereignisse haben. Dies alles ist Teil einer zunehmend differenzierteren Beziehung zu einem anderen Menschen. Eine emotionale Erfahrung im Säuglingsalter und in allen weiteren Lebensabschnitten ist vor allem *eine Erfahrung, die uns bewegt.* Sie kann einfach oder komplex, angenehm oder unangenehm sein – oft stellt sie eine Mischung dar. Im Gegensatz zu Affekten lassen sich emotionale Erfahrungen nicht beobachten. Dies ist möglicherweise der Grund, warum dieses Konzept in der zeitgenössischen Psychoanalyse gegenüber der Affekttheorie in den Hintergrund getreten ist. In den letzten Jahren konzentrierten sich die Analytiker zunehmend auf das Offensichtliche und Beobachtbare; dies ist bedauerlich, da die menschliche Psyche weder offensichtlich noch beobachtbar ist, sondern durch das, was Hannah Arendt das »Unsichtbare« nannte, gekennzeichnet ist.

Wenn ein Patient während eines Zusammenbruchs eine emotionale Erfahrung macht, handelt es sich um ein inneres Ereignis. Dieses kann äußerlich sichtbar werden, durch Lachen, Tränen, Wut, unruhiges Liegen auf der Couch oder eine eigentümliche Ausdrucksweise, aber es wird sich immer nur zum Teil – entweder im Bewusstsein des Patienten oder dem Analytiker gegenüber – manifestieren. Im Gegensatz zu Affekten entspricht bei Emotionen das, was äußerlich sichtbar ist, nicht dem, was tatsächlich ist.

Eine emotionale Erfahrung stellt sowohl für den Patienten als auch für den Analytiker auf jeden Fall eine größere Herausforderung dar als ein Traum. Während der Traum ein in sich abgeschlossenes Ereignis ist, das sich aus der Vergangenheit speist, sind die Merkmale einer emotionalen Erfahrung fließend. Sie umfassen alle Kategorien des unbewussten Lebens: Körperzustände, Körperempfindungen, Körpererinnerungen, Affekte, ins Bewusstsein zurückgerufene Erinnerungen, Wünsche, Derivate von Trieben, Ideen, Fantasien, Interventionen durch das Reale, die Schattenseiten von Momenten in Beziehungen, freigesetzte Axiome der Selbstorganisation, das ungedachte Bekannte unseres Seins, das Auftauchen von Introjekten und so weiter.

Ob sie nun plötzlich und unangekündigt auftauchen oder nachdem Analytiker und Analysand begonnen haben, eine Verbindung zwischen gegenwärtigen und vergangenen Ereignissen herzustellen, irgendwann tauen die in der psychischen Zeit eingefrorenen emotionalen Erfahrungen auf, treten ans Tageslicht und erscheinen plötzlich in der Gegenwart. Dies hat eine unglaublich starke Wirkung und ist das Erstaunlichste, was ich in meiner klinischen Arbeit erlebt habe. Unabhängig davon, wie entspannt ich bin, der Moment, in dem der aufgeschobene Affekt im Raum explodiert, ist immer überwältigend. Er umfasst Vergangenes und Gegenwärtiges. Er bedarf keines Kommentars. Der psychische Schmerz des Leidens eines einzelnen Menschen tritt jetzt durch sein Erinnern, sein Verstehen und die damit verbundene emotionale Erfahrung ans Tageslicht und der Analytiker muss einfach nur da sein, zuhören und lernen.

Während der ganztägigen Sitzungen sind diese Phänomene in der Regel am intensivsten, da sie keine zeitliche Begrenzung erfahren. Diese Intensität lässt sich nicht in Worte fassen und ich bin mir bewusst, dass ich sie in meinen klinischen Beispielen nicht angemessen beschrieben habe. Eine emotionale Erfahrung ist äußerst komplex, sie umfasst die gesamte Bandbreite des inneren Erlebens und lässt sich nicht zu einer einzigen organisierten Idee vereinfachen. Sie ist eher wie ein Traum ohne manifesten Inhalt, ein Gedicht ohne Worte, wie der Wind, der durch eine Landschaft weht und die natürliche Welt belebt. Die emotionale Erfahrung lässt das Gefühlsleben des Analysanden zur Kraft der Heilung werden.

Wenn sie aus diesem Kern des tiefen Erlebens kommen, werden sich die freien Assoziationen oder klaren Aussagen des Analysanden verändern. Das sprechende Selbst wird von anhaltenden Wellen von Emotionen durchdrungen sein, die niemals in Worte gefasst werden können, aber alles, was danach zum Analytiker gesagt wird, hat eine große Bedeutung.

Im Rückblick auf diesen Aspekt der längeren Sitzungen sagten einige Analysanden, für sie sei der konkrete Raum wesentlich geworden, wie wenn sie in Licht und Klang gebadet würden. Könnte dies eine Erinnerung an das Leben im Mutterleib sein, als Licht und Klang als eigenständige Phänomene erlebt wurden? Könnten diese langen persönlichen Einschübe in gewisser Weise eine Wiedergeburt des Selbst darstellen, eine auf einer früheren Erfahrung beruhende Verlagerung, bei der das Selbst an ungedacht-bekannte Erinnerungen an das fötale Leben und frühkindliche Erfahrungen anknüpft?

Meiner Überzeugung nach erleben die Analysanden während eines Zusammenbruchs – neben den Erinnerungen an ihre Geschichte und vielen anderen Formen des Nachdenkens in Bildern – die grundlegenden Wesensmerkmale des Menschseins, das »Ding an sich« ihrer Existenz: Klang, Licht, Farbe, Geruch und Bilder.

Dies sind keine Momente für tiefgreifende Einsichten, das Getöse von Dialogen oder Gespräche, in denen sich in der Übertragung oder Gegenübertragung die Wesenszüge des Selbst herauskristallisieren. Viel eher entsteht der Eindruck, dass diese normalen Merkmale der Analyse zu Nebensächlichkeiten werden, wenn sich das Selbst gegenüber der grundlegendsten Dimension *des Seins* öffnet.

Natürlich ist dies schmerzlich; es handelt sich um den elementaren Schmerz angesichts der Existenz und des Leidens, das mit dem Menschsein einhergeht. Menschen weinen, schreien, brüllen, schlagen um sich. Sie nutzen alle Formen, die ihnen zur Verfügung stehen, um die zu sein, die sie sind.

Wir dürfen uns diese Zustände nicht als projektive Identifikationen, sondern als *projektive Objektivationen* vorstellen. In den höllischen Momenten eines Zusammenbruchs gibt es Zeiten, in denen der Analysand sich selbst zu objektivieren scheint und irgendeinen Gott fragt, warum er so ist, wie er ist. Dennoch wird nichts projiziert, was nicht allen Menschen gemeinsam ist. Was projiziert wird, ist das Elementare: das Dingsein, das im Lebendigsein enthalten ist.

Das lange Schweigen, das auf solche intensiven Phasen folgt, resultiert möglicherweise aus dem Anerkennen dieses ursprünglichen Dingseins. Eine Patientin sagte, sie habe das Gefühl, dass alle Aspekte ihres Seins durch sie hindurch zu ihrer Psyche vordringen; manchmal war es, als befände sie sich in einem Theater und sähe sich selbst als veränderbares Wesen, das in ihrer Wahrnehmung Gestalt annimmt und sich verwandelt.

Auf diese in den Einschüben gemachten Erfahrungen kann eine Rückkehr zur Angst, zum Angriff auf das Selbst folgen, hervorgerufen durch den Zusammenbruch. Die Bezeichnung Angriff scheint genauer zu sein als die Aussage, die Menschen seien einfach mit sich selbst im Konflikt. Wenn die Patienten mit dem Analytiker sprechen, verbinden sie dies häufig mit einer impliziten Bitte um Hilfe, sie von etwas Übermächtigem zu befreien, das sie ihr ganzes Leben lang mit sich herumgetragen haben. Jetzt ist es endlich außerhalb ihres Selbst, sie können es klarer erkennen und wenn sie vor dem Leid, das es ihnen auferlegt hat, erschaudern, wünschen sie sich Hilfe, um es loszuwerden. Sie objektivieren projektiv, was es bedeutet, sich in der normalen menschlichen Hölle mit ihren unterschiedlichen Ausprägungen zu befinden.

Diese langen Sitzungen können zu einer paradoxen zeitlichen Verzerrung führen. Die Stunden des Schweigens werden als kurz empfunden, während die dazwischen liegenden Stunden intensiver Angst und emotionaler Katharsis, die in Wirklichkeit fünfzehn oder zwanzig Minuten dauern, vom Patienten erlebt werden, als würden sie über Stunden andauern.

Kapitel 10

Reflexion, Erklärung und Durcharbeiten

Momente der Reflexion besitzen in diesen erweiterten Sitzungen eine besondere Qualität. Natürlich steht mehr Zeit zur Verfügung, in der sich Gedanken entwickeln können, aber es geht um mehr als das. Die Reflexionen des Patienten erfüllen während eines Zusammenbruchs – nach langen Phasen tiefgreifender innerer Arbeit und intensiver Schmerzen – nicht einfach nur eine reflektierende, sondern eine *integrierende* Funktion.

Selbstverständlich können sämtliche Reflexionen zur Integration beitragen. Wenn wir das Selbst untersuchen, schauen wir in einen inneren Spiegel und entdecken Dinge, die wir vorher nicht gesehen haben, die unser Selbstverständnis erweitern und Teil unserer unbewussten Struktur werden. Ich habe allerdings den Eindruck, dass Reflexionen, die während dieser erweiterten Sitzungen stattfinden, unser Wahrnehmungspotenzial auf besondere Weise erweitern: Sie ermöglichen weitreichende Einblicke in das eigene Selbst und ein tieferes Eindringen in die Geschichte, die innere Welt und die objektivierten Strukturen des Selbst. Vieles von dem, was zuvor unbewusst war, gelangt nun ins Bewusstsein, sodass eine verlangsamte Wahrnehmung notwendig ist, damit der Einzelne langsamer und intensiver reflektieren kann.

Denken wir an den Traum: Vor allem durch den Vorgang der Verdichtung gelangt die Traumarbeit zur Vollendung. Im Rahmen einer gewöhnlichen Psychoanalyse kann die Entschlüsselung der Bedeutung eines wichtigen, entscheidenden Traums stundenlanges freies Assoziieren erfordern und Tage dauern. Ein Zusammenbruch ist einem Traum nicht unähnlich: Das Bewusstsein und die steuernden Fähigkeiten des Selbst werden dadurch überwältigt, dass vielschichtige Erinnerungen, Ideen, Emotionen und äußerst rätselhafte Axiome ans Tageslicht treten, die eine lähmende Wirkung haben.

Bei einem Traum und einem Zusammenbruch handelt es sich um höchst verschlüsselte Momente, Ereignisse, deren Dekodierung Zeit braucht. Es geht dabei nicht um eine intellektuelle Leistung, sondern um die Vertiefung des zur Verfügung stehenden Materials; nur so kann die Psyche die »verschlüsselten Verdichtungen«, die durch emotionale Erfahrungen und Einsichten ergänzt wurden, mit Hilfe des Unbewussten weiter bearbeiten. Im Vergleich zum Traum verursacht ein rätselhafter Zusammenbruch jedoch ein viel größeres Leiden. Wie beim Geheimnis der Sphinx erfordert es enorme psychische Fähigkeiten, um das Rätsel zu entschlüsseln. Deshalb erfolgt die Verstehensarbeit gleichzeitig und parallel zur Wiederherstellung der Psyche des Selbst. Das Rätsel zu verstehen, bedeutet, seine eigene Gesundheit wiederzuerlangen.

Jahrzehntelang glaubte Freud, dass die Bewusstmachung unbewusster Konflikte Neurosen heilen würde. Diesen post-aufklärerischen Gedanken gab er später auf, als er entdeckte, dass dieser Prozess der Bewusstmachung – auch wenn die vielen auftretenden Widerstände überwunden werden könnten – nicht unbedingt zu Veränderungen führte.

Es schien, als genügte die Erkenntnis allein nicht.

Danach richtete er seine Aufmerksamkeit auf das Übertragungsgeschehen und auf folgende Vorstellung: Selbst wenn der Patient und der Analytiker eine Symptomatik oder eine charakterliche Schwäche aufdecken können, kann sie erst dann vollständig analysiert werden, wenn sie auch in der Beziehung zum Analytiker ausagiert wird. Der Analytiker müsse erst Teil des Problems werden, bevor er Teil der Heilung werden könne, so Freud. Das Übertragungsgeschehen solle dann in das Bewusstsein übertragen werden und die Kombination aus dem Erlebten und dem Gedachten verfüge über veränderungsfähiges Potenzial.

Es scheint, als ob Freuds erster Gedanke, dass ein erhöhtes Bewusstsein für die Ursache des Problems einer Person dieses Problem verändern würde, zutreffend sein könnte, aber nur unter ganz besonderen Umständen.

Bisher betrachteten wir den Ablauf der Arbeit mit einer Person, die einen Zusammenbruch erleidet; wir erörterten die Rolle des analytischen Rahmens und der analytischen Methode, den Aufbau einer verbindlichen Absprache zwischen Patient und Analytiker und die besondere, intensive Qualität der Interaktion.

Hierzu gehören die unterbrochenen, kurzen Dialoge, die langen Phasen des Schweigens und das emotionale Erleben des Patienten.

Wir kommen jetzt zum Thema Erklärung.

Der Analytiker ist verpflichtet, seinem Patienten in klaren und einprägsamen Worten die genauen Gründe darzulegen, warum er einen Zusammenbruch erleidet und warum er so ist, wie er ist. Dies muss vor dem Hintergrund der psychischen Geschichte des Patienten erfolgen. Hierzu gehört auch eine eindeutige Beschreibung der Abwehrmechanismen, die der Patient bisher eingesetzt hat.

Man könnte zwar behaupten, dass es sich hierbei um eine Deutung handelt, aber – genauer gesagt – handelt es sich um eine umfassende und vollständige *Erklärung*, die es dem Analysanden ermöglicht, auf einer bewussten Ebene und in einfacher Sprache zu verstehen, warum all dies geschieht. Zu diesem Zeitpunkt sind die Menschen im Allgemeinen sehr verzweifelt und es fällt ihnen möglicherweise sehr schwer, die Dinge zu verarbeiten; deshalb verfasste ich gelegentlich eine ein- oder zweiseitige Beschreibung ihrer Gesamtsituation, die ich ihnen übergab.

Zweifellos werden viele meiner Kolleginnen und Kollegen mit dieser Abweichung von der üblichen Behandlungstechnik nicht einverstanden sein. Was veranlasste mich, eine psychoanalytische

Erklärung der Beziehung zwischen Lebensgeschichte und psychischem Zustand aufzuschreiben? Sollte sich diese Entscheidung nicht aus einem Prozess des gemeinsamen konstruktiven Durcharbeitens ergeben?

Was ist meine Prämisse?

Im Laufe eines Zusammenbruchs werden die Patienten über dessen Ausgangspunkt berichten, der eine Verbindung zu ihrer Vergangenheit herstellt und starke emotionale Erfahrungen hervorruft. Damit dies allerdings eine Veränderung bewirkt, müssen sie bewusst verstehen, wie sich alle Elemente zu einer Gestalt zusammenfügen; sie müssen begreifen, dass ihr Leben eine Struktur hat. Sofern die schriftliche Erklärung klar, einfach und auf den Punkt gebracht ist, *leuchtet* sie dem Analysanden *ein* und kann von ihm immer wieder gelesen und verarbeitet werden. Er wird viele thematische Variationen einbringen, aber die Erklärung wird eine Kohärenz haben, die er sehr schätzt, da sie die zentralen Wahrheiten seines Lebens in sich trägt.

Indem der Patient die schriftliche Erklärung immer wieder liest, lernt er sie eher auswendig, als dass er reflektiert, aber tatsächlich gelangt er durch deren häufiges Wiederaufgreifen zum Ausgangspunkt der psychischen Wahrheit seines Selbst.

Die Vergangenheit, die durch die geschichtliche Einordnung eine Struktur bekommen hat, ist jetzt mit dem Ereignis verbunden, das diese Vergangenheit in verdichteter Form greifbar gemacht und den Zusammenbruch gefördert hat. Dadurch konnten die verzögerten Affekte, die mit den ursprünglichen Ereignissen verbunden sind, ans Tageslicht treten, was wiederum die aktuellen Ängste und Nöte emotional beeinflusst. Das Selbst wird jetzt von innen heraus angeleitet, und was sich beängstigend oder erschütternd angefühlt hat, wird durch ein viel umfangreicheres emotionales Wissen gestärkt.

Die erweiterte Bewusstheit übernimmt die Aufgabe einer Übergangshandlung, die die vielen Ressourcen der freigewordenen unbewussten Informationen – existenzielle Erfahrungen aus der jüngsten und fernen Vergangenheit, emotionale Regungen, freie Assoziationen – zu einem klaren Gegenstand von Gedanken bündelt, der die Fäden des Unbewussten miteinander verknüpft. Die bindende Funktion des Erzählens ermöglicht es dem Analysanden, eine andere Art von Gespräch mit dem Selbst zu führen; er kann mit sich selbst darüber sprechen, wie das alles einen Sinn ergibt.

Folglich objektiviert die einleuchtende Erklärung die Kernstörung des Selbst und wird zu einem mentalen Übergangsobjekt, das dem Selbst hilft, eine neue psychische Struktur zu entwickeln. Während des Zusammenbruchs bleibt diese Struktur – eine neue Art, das Selbst und die Welt wahrzunehmen – bewusst. Sobald der Patient sich erholt, werden die bewusste Erinnerung und das Verstehen der Gründe des Zusammenbruchs verblassen. Wenn der Analytiker die Erklärung aufgeschrieben hat, wird sie verloren gehen oder weggeworfen. Das Gelernte scheint verschwunden, aber mit der Zeit wird der Analytiker Veränderungen in den Axiomen des Denkens, des Seins und der Beziehungen des Analysanden feststellen. Die Erklärungen, die zuvor ins Bewusstsein gelangten, aber jetzt in Vergessenheit gerieten, wurden als operationale Hypothesen Teil der mentalen Struktur des Selbst. Es fand eine Kommunikation zwischen dem unbewussten und dem bewussten Selbst statt, die zu einer Veränderung geführt hat.

Ich möchte an ein paar Beispielen aufzeigen, was ich unter klaren Aussagen verstehe.

Clara erlitt einen depressiven Zusammenbruch, nachdem ihr gekündigt worden war. Ihr Chef, Oswald, war ein Sadist und niemand hielt es länger als ein Jahr auf seiner Stelle aus, aber Clara war am Boden zerstört.

Ihre gesamte Familie war sehr leistungsorientiert und alle ihre Brüder und Schwestern waren sehr erfolgreich. Mit Anfang dreißig war sie noch nie in einer Beziehung gewesen, da sie »keine Zeit habe«. Zu Beginn unserer Arbeit war sie distanziert, unbeherrscht, skeptisch gegenüber der Psychoanalyse und auch mir gegenüber sehr kritisch.

Nachdem wir die einzelnen Elemente aus ihrer Kindheit, ihrer Geschichte und den jüngsten Ereignissen zusammengetragen hatten, gab sie ihre distanzierte und arrogante Haltung auf und verfiel in tiefe Traurigkeit, Schwermut und langanhaltendes Weinen. Ich gab die folgende Erklärung ab:

> »Sie sind nicht nur deprimiert, weil Oswald Sie entlassen hat, sondern auch, weil Ihr strenger, ehrgeiziger Persönlichkeitsanteil ihm zugestimmt hat. Ihr ganzes Leben lang haben Sie sich mit dem erfolgsorientierten Teil ihrer Familie identifiziert; und da weder Mutter noch Vater Raum für Gefühle oder Intimität hatten – das war etwas für ›Verlierer‹ –, verleugneten Sie Ihre eigenen Bedürfnisse und Schwächen. Als ich sie in unserer Arbeit zur Sprache brachte, wurde ich zur Zielscheibe Ihres Oswald-Anteils und erlebte, wie es ist, wenn Sie mich verabscheuen. Sie sind immer davongerannt, um einer Depression zu entgehen, die Sie zwangsläufig einholen musste; denn was Sie im Außen erreicht haben, konnte niemals ausreichen, um Ihre emotionalen Bedürfnisse zu befriedigen.«

Clara nahm jedes Wort in sich auf. In den darauffolgenden Tagen variierte ich meine Erklärung immer wieder, worauf sie sehr ausführlich darüber sprach.

»Woher wussten Sie, dass meine Familie nur auf Leistung aus war?«

»Sie haben es mir gesagt.«

»Habe ich das?«

»Ja.«

»Es ist komisch, aber ich glaube, ich kann mich nicht mehr daran erinnern.«

»Weil Sie sich selbst nicht zuhören.«

»Ich höre mir selbst nicht zu?«

»Wie Ihre Eltern verachten Sie alle Menschen, die etwas sagen. Nur wer etwas ›macht‹, bekommt Anerkennung. Deshalb bewundern Sie Ihre Leistungen, aber Sie hören nicht auf das, was Sie sagen.«

Kurze Gespräche wie dieses verdeutlichen die Erklärungen, die ich meinen Patienten gebe. Sie gehören zu dem »Durcharbeiten«, das jetzt Teil des Denkprozesses der Analysandin wurde. Durch ihre Fragen fasste Clara die potenziellen Axiome in Worte, die während des Durcharbeitens verinnerlicht wurden. Sie wurden dann Teil einer neu gestalteten psychischen Struktur, die die Art und Weise, wie sie ihr Leben führte, möglicherweise veränderte. Bevor eine solche Rekonstruktion stattfinden konnte, musste sie jedoch »das Objekt benutzen«, um die in die Erklärung eingebetteten Themen zu überarbeiten und jeden Aspekt der Erklärung zu hinterfragen. Zwischen den langen Phasen des Schweigens, die fünf intensive Wochen der erweiterten Analyse andauerten, wurde das Objekt mehrfach diskutiert und nochmals diskutiert, bevor sie frei war.

Ein weiteres Beispiel:

Helen wuchs in einer Familie mit freundlichen Menschen auf, die hart arbeiteten und freundlich waren, aber alle intimen Beziehungen, die sie möglicherweise miteinander hatten, unter Verschluss hielten. Im Alter zwischen acht und vierzehn Jahren wurde sie auf ein Internat geschickt und bekam nur selten Besuch von einem der Elternteile. Die Sommer verbrachte sie zu Hause mit Freunden aus der Nachbarschaft, sie sah viel fern und schien mit ihrem Leben zufrieden zu sein. Nach der Universität heiratete sie Toby, sie bekamen drei Kinder und Helen arbeitete als Redakteurin bei der Lokalzeitung.

Sie präsentierte sich als eine sehr lebendige, fröhliche Person. Sie hatte viele Freunde, vor allem durch die Arbeit in einer regen örtlichen Kirchengemeinde; sie glaubte, »gut mit Menschen umgehen« zu können, da diese oft ihren Rat suchten. Helen sah sich selbst gerne als »inoffizielle Lebensberaterin«, aber sie vermied Selbstreflexion und hatte weder Einblick in ihr Inneres noch Interesse an ihrer Vergangenheit. Mit Mitte fünfzig kam sie zur Analyse, weil sie unter Panikattacken litt, die aus dem Nichts zu kommen schienen. Sobald sie auftraten, versank sie tagelang in eine Depression und wunderte sich, was mit ihr los war.

Im ersten Jahr der Analyse fiel auf, dass sie überhaupt keine Erinnerungen an ihre ersten zehn Lebensjahre hatte. Die Beschreibungen ihrer Eltern waren farblos; deshalb war es wirklich wie ein Schock, als Helen verriet, dass ihre Mutter etwa fünfzehn Monate lang verschwunden war, als sie acht Jahre alt war.

»Sie war verschwunden?«

»Ja, ich denke schon.«

»Das wissen Sie nicht?«

»Doch, ich weiß es. Sie war verschwunden.«

Nach einigen Minuten des Schweigens erzählte Helen mir von einer für diesen Abend geplanten Veranstaltung, einem Ausflug der Kirchengemeinde, der in der darauffolgenden Woche stattfand, und verschiedenen anderen Dingen. Wir hatten noch zehn Minuten Zeit für die Sitzung.

»Ihre Mutter ist wieder verschwunden.«

»Wie bitte?«

»Ohne Vorankündigung hat sie sich Ihrem Bericht entzogen und ist verschwunden, als Sie über andere Dinge sprachen!«

»Nun … Ich denke, ich habe es Ihnen gesagt. Ich dachte, na ja, ›das war's‹.«

»Sie dachten, das war's?«

»Ja, ich denke schon.«

»Wie gewonnen, so zerronnen …«

»Na ja, ich weiß nicht. Ich kann mich nicht erinnern.«

»Das habe ich wahrgenommen, aber genau hier und jetzt erinnerten Sie sich an eine ziemlich erstaunliche Begebenheit – Ihre Mutter war fünfzehn Monate lang verschwunden – und dann ist sie aus der Sitzung rausgefallen.«

»Hätte ich es anders machen sollen?«

»Sie haben das Gefühl, dass ich Sie kritisiere.«

»Nein, eigentlich nicht. Ich merke, dass Sie ziemlich schockiert sind.«

»Das bin ich wirklich. Aber Sie gestehen sich nicht zu, schockiert zu sein.«

Diese Vignette ist typisch für die Sitzungen, die ich mit ihr vor ihrem Zusammenbruch erlebt hatte. Obwohl Helen behauptete, sich an nichts erinnern zu können, verblüffte sie mich, als sie sich plötzlich sehr genau erinnerte.

Helen war im dritten Jahr ihrer Analyse, als Toby sie verließ. Er hatte zehn Jahre lang eine Affäre gehabt und wie Helen herausfand, hatten alle außer ihr davon gewusst.

Sie war zutiefst schockiert; sie hatte nicht geahnt, dass er unglücklich war, und sie hatte »es nicht kommen sehen«.

Toby wiederholte immer wieder, warum es in der Ehe für ihn nicht mehr gestimmt hatte, und sagte, er habe das Gefühl, sie habe sich so sehr von ihm abgewandt, dass er es nicht mehr ertragen konnte.

Sie weigerte sich jedoch, den Weggang ihres Mannes zu akzeptieren und begann in der Gewissheit, ihn zurückgewinnen zu können, Versöhnungsszenen zu proben: Sie würden sich auf dem Markt treffen oder sich in der Kirche über den Weg laufen, sie würde ihm in die Arme fallen und wären wieder zusammen.

Helen hatte eine agitierte Depression. Ich hatte ein Betreuungssystem eingerichtet und sie kam – sieben Tage in der Woche – zweimal täglich zu neunzigminütigen Sitzungen zu mir. Da sie nicht schlafen konnte, verschrieb ihr der Psychiater Schlafmittel. Ihre Panikattacken waren tagsüber sehr heftig, deshalb vereinbarten wir außerdem, dass sie Valium zur Hand haben sollte, falls sie sich nicht selbst beruhigen konnte.

Bald flossen Erinnerungen in die Analyse ein und Helen wurde von ihren Gefühlen überwältigt. Sie geriet immer wieder in Zustände primärer Angst und ich half ihr, sich davon zu erholen, indem ich ihr sagte, es sei völlig verständlich, dass sie so verzweifelt sei, dass sie über wunderbare, positive Eigenschaften verfüge, dass sie mutig sei und dass wir es schaffen würden.

In einer entscheidenden Phase ihres Zusammenbruchs konnte ich ihr eine deutliche Erklärung geben. Ich sagte:

> »Sie haben in Ihrem Leben vieles vermieden. Sie haben sich auf Ihre Arbeit, die Kinder und Ihre Freunde in der Kirchengemeinde konzentriert, aber Sie haben sich von allem ferngehalten, was Sie hätte beunruhigen können. Dies führte dazu, dass Sie sich nicht nur von anderen Menschen, sondern auch von sich selbst entfernten. Sie haben Angst davor, in Ihr Inneres zu schauen, denn bei all dem, was in Ihrer Familie passiert ist, konnten Sie als Kind nur überleben, weil Sie die Gefühle, die Sie in sich tragen, verbannten und nicht auf das schauten, was in Ihnen vorging. Wenn Sie sich jetzt in einer äußerst schmerzhaften Situation befinden, versuchen Sie, Ihren Verstand einzusetzen, um die Realität zu verdrängen.«

Helen brauchte viele Wiederholungen dieser Erklärung.

Zunächst reagierte sie, indem sie agierte: Sie konfrontierte ihren Mann an seinem Arbeitsplatz, herausgeputzt mit einem sexy Outfit, und flehte ihn an, zu ihr zurückzukommen. In der darauffolgenden Sitzung sagte sie:

»Ich meine, Sie würden doch zustimmen, oder nicht … dass es möglich ist, dass wir wieder zusammenkommen können?«

»… dass Sie mit Ihren Gedanken die Dinge beeinflussen können?«

»Nein, ich meine, ich könnte ihn zurückbekommen, wenn ich … Ich weiß, dass es Mittel und Wege gibt, dies zu erreichen. Dem würden Sie doch im Prinzip zustimmen, oder?«

»Ich stimme zu, dass ein Kind, das in der Schule ausgesetzt wird, glauben muss, dass es einen Weg geben muss, dieser Situation zu entkommen, wenn sich die Realität nicht ändert.«

»Aber ich meine, ich stelle Ihnen nur eine theoretische Frage, die sich nicht auf meinen Mann bezieht: Wollen Sie damit sagen, dass es keine Möglichkeit gibt, Menschen zurückzuholen?«

»Nein, das sage ich nicht.«

»Sie stimmen also zu, dass es möglich ist.«

»Theoretisch, ja. In der Realität, in Ihrer Realität … es tut mir leid, das sagen zu müssen, da stimme ich Ihnen nicht zu. Das ist mein Gefühl, aber ich bin kein Hellseher.«

»Okay, aber das heißt, es ist immer noch möglich, dass mein Mann seine Meinung ändert – stimmen Sie mir da zu?«

»Ich glaube, Sie wollen mit Ihrem Verstand unbedingt eine veränderte Realität erzwingen, so wie Sie sie haben wollen. Sie versuchen, mich zu zwingen, mit Ihren Wünschen übereinzustimmen.«

»Ich denke nicht, dass ich dies tue. Ich denke, ich versuche nur, an dieser Stelle etwas zu verstehen, weil ich das, was Sie sagen, sehr schätze.«

»Ich glaube, die Trennung bereitet Ihnen große Schmerzen. Und Sie zeigen mir, dass Sie glauben, Ihr Verstand könne die Realität verändern.«

»Aber das ist nur Ihre Meinung, richtig?«

»Ja, es ist nur meine Meinung.«

»Ja, mein Verstand bestimmt die Realität genauso wenig wie Ihrer.«

Mehrere Tage lang verliefen unsere Gespräche auf diese Weise, manchmal ganze neunzig Minuten lang, wobei Helen äußerst beunruhigt war. Aber nach sechs Wochen Arbeit begann die Erklärung als ein psychisches Übergangsphänomen zu funktionieren, da sie in sich stimmig war.

Sobald sie agierte, sagte sie: »Ich weiß, was Sie sagen werden …«, und ich antwortete: »Sie meinen, Sie wissen, was *Sie* sagen werden«, und so ging es immer weiter. Zu diesem Zeitpunkt war die Erklärung einfach ein Introjekt – es waren meine Worte, aber allmählich wurden sie zu *inneren Konzepten,* die Helen als genaue Übersetzungen ihrer Gegenwart und Vergangenheit verstand. Schließlich wurden meine Worte zu einem Teil von ihr; als dies geschah, konnte sie ihren Zusammenbruch überwinden.

Am Ende ihrer Analyse erinnerte sich Helen an ihren Zusammenbruch als ein elementares, lebensveränderndes Ereignis. Zu diesem Zeitpunkt hatte ihr Verständnis für die eigentlichen Probleme nachgelassen und war zu vagen Kommentaren darüber geworden, dass sie zu anhänglich und zu ängstlich sei. Was allerdings zum Vorschein kam: Sie verfügte über neue psychische Strukturen. Sie betrachtete regelmäßig ihre innere Welt, berichtete von Träumen und dachte darüber nach, was vor sich ging. Da sie in ihren Beziehungen weniger hypomanisch war, hatte sie weniger Freunde als früher, aber ihre Freundschaften wurden intensiver, je mehr sie mit ihrem Inneren verbunden war.

Der obige Dialog dürfte sich wesentlich von den Gesprächen einer konventionellen Analyse unterscheiden. Doch in solchen Situationen *arbeiten* Analytiker und Patient *gerade etwas durch* – und zwar auf einer ganz bewussten Ebene.

Die Arbeit des Philosophen/Psychologen Radu Bogdan trägt möglicherweise dazu bei, dass wir verstehen, wie die Psychoanalyse auf dieser Ebene funktioniert.[13] Er stellt eine interessante Theorie über das »Metamentale« (das Über-Mentale) und die »Reflexivität«

13 Siehe Bogdan, Radu J. (2000). *Minding Minds*. Cambridge, MA, London: MIT, S. 3.

(der Verstand, der über seine eigenen Gedanken nachdenkt) vor, die auf der Entwicklung der Beziehungen zwischen verschiedenen Psychen, von der Kindheit bis zum Erwachsenenalter, beruht. Ich glaube, Bogdan würde argumentieren, dass durch diese Art der Beschäftigung mit dem Patienten sich dessen *inter*mentale Fähigkeit entwickelt, was letztendlich zu einer verbesserten *intra*mentalen Fähigkeit führt.

Ich halte dies für eine hilfreiche Art, diese Fragen zu konzeptualisieren, und ich denke, die meisten Analytiker stimmen seiner Theorie – zumindest zum Teil – zu.

Bogdan ignoriert allerdings völlig die Anforderungen, die der Traum an den Verstand stellt. Durch die Fokussierung auf den Traum als mentales *Ur*-Ereignis, das Assoziationen und Vorhersagen hervorruft, geht Freuds Theorie der Reflexivität viel tiefer als nur bis zur einfachen Verinnerlichung gedanklicher Auseinandersetzungen mit Anderen. Bestimmte Aspekte der hier vorgestellten Arbeit lassen sich mit Begriffen Bogdans beschreiben, das Wesentliche bei dieser Form des analytischen Durcharbeitens besteht aber in der ständigen Verknüpfung bewusster Denkprozesse des Analysanden mit seinem unbewussten Leben. Indem sich der Patient auf die Gedanken des Analytikers einlässt – er entwickelt intermentale Fähigkeiten, die zu intramentalen Strukturen werden –, wird auch die Beziehung zwischen Bewusstheit und Unbewusstheit gefördert, zwischen zwei verschiedenen Denkweisen, die sich gegenseitig beeinflussen. Diese Aktivität verleiht dem Bewusstsein einen objektbezogenen Impuls, der im Leben dieser Analysanden fehlte oder zu wenig genutzt wurde.

Möglicherweise erweckt in solchen Momenten der Austausch zwischen Analytiker und Analysand den Anschein eines Dialogs, der äußeres Verhalten deutlich macht. Ich denke, in Wirklichkeit stellt er eine Möglichkeit dar, *mentale Erfahrungen* zu beleuchten. Obwohl wir die Gedanken einer anderen Person natürlich nicht lesen können, kommt diese Art von Dialog dem Selbstgespräch auf der Bühne nahe. James Hirsh weist darauf hin, dass das Selbstgespräch nie dazu gedacht war, zu veranschaulichen, wie wir innerlich sprechen – denn so reden wir nicht mit uns selbst.[14] Aber es zeigt tatsächlich etwas von unserem mentalen Leben.

Die oben beschriebenen intermentalen Aktivitäten ermöglichen es den Analysanden, die Art und Weise, wie sie denken, *an Ort und Stelle* zu beobachten und zu erleben. Sie hören nicht so sehr ihre Gedanken, sondern erleben ihren mentalen Prozess. Durch ständiges Wiederholen wird ihre Art zu denken hinreichend eingeübt, um langfristig zu einem Gegenstand weiterer Betrachtungen zu werden. Auch wenn der Analytiker seinerseits bestimmte Ideen oder Inhalte einbringt, so zeigt er doch vor allem *die Art und Weise* auf, wie psychoanalytisches Denken funktioniert, einschließlich einer bestimmten Art, über das Selbst nachzudenken. Dadurch kann der Patient schrittweise verstehen, wie sein Verstand funktioniert, welche Denkmuster er verkörpert und wie diese ihn in entscheidenden Momenten fehlgeleitet haben.

Bewusstseinstheorien stehen heutzutage hoch im Kurs und allzu oft wird unbewusst die Illusion gefördert, das Bewusstsein bestimme über sich selbst. Tatsächlich sind die Verbindungen zwischen Bewusstseinsmomenten immer unbewusst, selbst wenn wir uns auf eine Aufgabe konzentrieren, die durch die Logik der Aufgabenstellung festgelegt scheint. Es gibt bestenfalls eine Parallele – ohne inneren Zusammenhang – zwischen dem bewussten Ideenfluss und dem zugrundeliegenden unbewussten Denken. Eine eingehende Untersuchung dessen, was passiert, wenn Menschen frei assoziieren, zeigt deutlich, dass bewusste Gedankenströme vom Unbewussten bestimmt werden.

14 Siehe Hirsh, James (2003). *Shakespeare and the History of Soliloquies.* Madison und Teaneck, NJ: Fairleigh Dickinson University Press.

Selbst Wissenschaftler, die gemeinhin als die Wächter über die Objektivität gelten, werden zugeben: Sie gehen zwar stringent einen Weg der bewusst vorgegebenen Beobachtung, der Augenblick des Durchbruchs, das plötzliche Auftauchen eines klaren Gedankens erfolgt aber oft aus heiterem Himmel. Das unbewusste Denken ist, trotz aller Arbeit, die das Bewusstsein leistet, die Quelle und Orientierung der persönlichen Kreativität; und in allen psychoanalytischen Therapien gibt es eine faszinierende Nähe zwischen Bewusstsein und unbewusstem Denken.

Ich habe immer wieder auf die Bedeutung einer klaren Zusammenfassung hingewiesen, die der Person erklärt, warum sie gerade einen Zusammenbruch erleidet; diese Erklärung führt oft zu einer Reihe von herausfordernden Diskussionen im Bereich dessen, was Bogdan als »intermentale Beziehungen« bezeichnet. Durch den Gedankenaustausch wird die geistige Kapazität erweitert und trainiert; außerdem setzt der Patient jetzt aktiv und bewusst seine Gedanken ein, während er zuvor vielleicht nur wenig über sein Leben nachgedacht hat.

Selbst wenn die Gedanken des Patienten von Abwehrmechanismen, unerfüllten Wünschen oder endlosen Wiederholungen geprägt sind – sobald der Analytiker sie in diese intermentale Aktivität einbezieht, schafft er die Grundlage für wichtige Erklärungen, die eine Veränderung bewirken und durch den Patienten eine Struktur bekommen. Es ist aber von großer Bedeutung, dass der Patient einen Weg gefunden hat, sich Gedanken über sich selbst zu machen. Dieser Weg muss auf einem dialektischen Verfahren beruhen, sodass er mit seinem Verstand die gesamte Wirklichkeit in einem höchst dynamischen Prozess erfahren kann.

Der Verstand des Patienten wird sich dann sowohl mit anderen Menschen als auch mit der Welt der Objekte auseinandersetzen. Er wird auch für unbewusste geistige Inhalte und unbewusste Denkweisen bereit sein, sodass eine neue intramentale Aktivität entsteht – nicht zwischen zwei konkurrierenden bewussten Denkweisen, sondern zwischen bewussten und unbewussten Denkweisen.

Kapitel 11

Psychische Veränderung

Der Grundgedanke hinter der von mir vorgeschlagenen Methode beruht auf folgender Annahme: Ein Psychoanalytiker oder Psychotherapeut, der spürt, wenn sich ein Patient im Frühstadium eines psychischen Zusammenbruchs befindet, kann den Patienten auffangen, bevor er dekompensiert.

Ich behaupte, ein Zusammenbruch ist eine psychologische Notwendigkeit, die durch das Auftauchen aufgeschobener Themen ausgelöst wird, die auf Erlebnisse während des frühen Lebens eines Menschen oder auf Auflösungserscheinungen aufgrund einer Ich-Schwäche zurückgehen. Obwohl der Zusammenbruch sowohl für die Patienten selbst als auch für ihre Freunde und Angehörigen möglicherweise ein schreckliches Ereignis ist, kann die Begegnung mit sehr bedeutsamen Erinnerungen, psychischen Strategien und schmerzhaften Emotionen aus der Vergangenheit die drohende Katastrophe in einen Möglichkeitsraum für eine tiefgreifende Veränderung verwandeln.

Im Rückblick auf Emily, Anna und Mark besteht – was die psychische Veränderung betrifft – eine gewisse Klarheit.

Durch das Auftauchen starker, zuvor verborgener emotionaler Tatsachen findet eine nahezu direkte Kommunikation mit den seit der Kindheit verborgenen Traumata und der seit Langem bestehenden inneren Verwundbarkeit des Selbst statt. Dies bedeutet zwangsläufig, dass eine Person während eines Zusammenbruchs regrediert, und zwar oft in erschreckender Weise. Anna verlor ihre Darmfunktion. Marks Schluchzen war das Heulen eines hybriden Mann-Kindes. Die schiere Wucht des Zusammenbruchs des Selbst kann grauenhaft sein, wenn der Analytiker keine angemessenen Vorkehrungen getroffen hat, um die Situation zu containen.

Dadurch, dass die Patienten immer stärker litten, ergab sich die außergewöhnliche Gelegenheit, dass die Analyse ihre Effektivität unter Beweis stellen konnte; denn die Patienten benötigten eine intensivere analytische Betreuung. Zu Beginn bedeutete dies eine Anpassung seitens des Analytikers: eine erhöhte Anzahl von Sitzungen, verlängerte Sitzungen und ein Team von Personen, die ihn unterstützen. Dadurch wurde eine Umgebung geschaffen, die den Patienten Halt bot und ihren aktuellen Bedürfnissen entsprach; außerdem wurde ihnen ein Objekt zur Verfügung gestellt, das sich von dem Objekt, das Teil ihrer frühen psychischen Geschichte gewesen war, unterschied.

Emilys Eltern schoben sie zu Verwandten ab, als sie noch ein kleines Kind war. Annas Mutter sah in ihr nicht die Tochter, die sie sich wünschte; es entwickelte sich eine distanzierte Beziehung, die durch die Idealisierung des Vaters gemildert wurde – etwas, worauf sie sich für den Rest ihres Lebens verließ. Marks Mutter war schwach, sein Vater unnahbar und manchmal grausam, aber Mark wusste, dass er das Versagen seiner Eltern als Waffe benutzte, um sie zu bestrafen. Er reagierte, indem er ein isoliertes Selbst entwickelte, das gekonnt das Ziel verfolgte, der Grausamkeit seiner Eltern entgegenzuwirken: Er schloss andere aus seinem Leben aus.

Als diese Patienten einen Zusammenbruch erlitten, da sie teilweise von den Menschen, die sie liebten, abgelehnt wurden, versagten ihre Abwehrstrategien und sie kehrten zu den ursprünglichen Traumata zurück, die eine grundlegende Störung ihrer Persönlichkeit verursacht hatten. Ich bin davon überzeugt, dass ihnen eine jahrelange Analyse dieser Abwehrstrategien erspart blieb, da die Intensität der Krise durch den Analytiker, der ihre Bedürfnisse verstand, sofort aufgefangen wurde.

Emily brach in einen Wutanfall aus, den ich aushielt und auf seinen Ursprung zurückführte.

Obwohl ihr Selbstgefühl etwas schwankend blieb, entpuppte sie sich nach ihrem Zusammenbruch als eine weniger kalte, rigide Person, die sich emotional intensiver auf andere Menschen einließ. Als Anna die angebotene Fürsorge akzeptierte, fiel sie in sich zusammen, aber ihre scharfe intellektuelle Auffassungsgabe ermöglichte es ihr, meine Deutungen als transformative Objekte zu nutzen.

Mark war in seinem Erwachsenenleben noch nie so verzweifelt gewesen, aber obwohl seine Welt um ihn herum einstürzte, konnte er erkennen, dass der Zusammenbruch ein äußerst wichtiges Ereignis in seinem Leben war. Es hatte für ihn zutiefst befreiende und integrierende Wirkung, die offenen Wunden der Vergangenheit in eine emotional kohärente Geschichte zu verwandeln.

Grundverschiedene Teile seiner Persönlichkeit trafen aufeinander, und ein Mann, dessen Selbstverständnis bisher sehr begrenzt war, erkannte plötzlich, dass seine Geschichte einen Sinn ergab.

In allen genannten Fällen gab es Momente, die zu einer Transformation führten. Sie veränderten die Axiome, die für die Weltanschauung und das Selbstverständnis der jeweiligen Person entscheidend waren. Emily gab die Vorstellung auf, man müsse, um zu überleben, eine Bindung an einen ebenso verzweifelten Menschen eingehen. Aufgrund ihrer veränderten psychischen Struktur war sie jetzt frei von solchen Bindungen und – so verletzlich sie sich durch diese Freiheit auch fühlte – ihr Selbst war offen für reichere Erfahrungen im Leben.

Anna gab das Axiom auf, ihr Selbstwert sei davon abhängig, dass andere sie für ihre Leistungen bewundern. Stattdessen begriff sie, dass sie nie perfekt war und es sie sehr erleichterte, ihre Unvollkommenheit anzuerkennen. Dies führte zu einem Mitgefühl für sich selbst, aber auch für andere.

Mark hatte nach dem Axiom gelebt, dass jegliche Form der Andeutung einer Ablehnung unmittelbar mit dem Grundsatz »Auge um Auge« beantwortet werden muss; er musste die Fähigkeit seines Selbst, jemanden zu lieben, vor der Außenwelt verbergen. Dies verlieh ihm die Illusion von Macht und Kontrolle, führte aber in Wirklichkeit zu einer in sich abgeschlossenen und eingeengten Gefühlswelt. Die Erfahrung, dass er auch nach einer Zurückweisung zu seiner Liebe stehen konnte, ermöglichte es ihm, sich mit dem – vor langer Zeit abgespaltenen – psychischen Schmerz der Liebe zu Mutter und Vater zu verbinden.

Es lässt sich nicht sagen, wie lange ein Patient braucht, um diesen Punkt zu erreichen. Möglicherweise überrascht es nicht, dass bei Patienten, die an ganztägigen Sitzungen teilnahmen, eine schnellere und in mancher Hinsicht tiefgreifendere Veränderung eintrat als bei denjenigen, mit denen ich über einen längeren Zeitraum hinweg eine erweiterte Analyse durchführte. Andere Variablen scheinen etwas mit der Art der Psychopathologie der jeweiligen Person zu tun zu haben, obwohl ich den Eindruck hatte, dass dies nicht immer der Fall war.

Wenn es einen Faktor gibt, der über die Quote der Genesungen entscheidet, ist es meines Erachtens der Scharfsinn, mit dem ich die Zeichen des Zusammenbruchs erkenne, und die Angemessenheit der Strategie, die ich im Einzelfall auswähle.

Aber es hängt auch von der Fähigkeit des Analysanden ab, Veränderungsprozesse seines Ichs einzuleiten: von der Geschwindigkeit, mit der er sich von der Verteidigung der Krankheit des Selbst gegen das Verstehen (das als Bedrohung der Sicherheit des Selbst gedeutet wird) über die transformative Funktion der Psychoanalyse des Zusammenbruchs, die die Ich-Abwehr auflöst, zur Entdeckung eines neu gestalteten Weges für das Selbst bewegen kann.

Nachdem sich der Analysand von dem Zusammenbruch erholt hat, geschieht etwas ziemlich Merkwürdiges – oder eher nicht. Der Patient scheint fast keine Erinnerung daran zu haben, was passiert ist oder wo er während dieser Zeit war. Zweifelllos liegt dies teilweise daran, dass sich die Erfahrung mit Worten nicht erklären lässt, aber es gibt anscheinend noch einen anderen Faktor. Es ist, als ob eine Form von schützender Amnesie – wie eine Kindheitsamnesie – den Patienten einhüllt, der dann als veränderte Person weiterlebt, aber als wenn das neue Selbst schon immer existiert hätte.

Das Selbst besitzt in seinem jetzigen Zustand keine Abwehr und ich glaube auch nicht, dass dies daran liegt, dass die Person vergessen hat, welch tiefgreifende Erfahrungen sie durchgemacht hat. Ich denke, der Vorgang, der stattgefunden hat und auf unterschiedlichste Weise ins Bewusstsein vorgedrungen ist, kehrte jetzt ins Unbewusste und in eine neue Ich-Organisation zurück. Das bewusste Selbst kann sich daran erinnern, dass es einen Zusammenbruch erlebt hat, aber es bleiben nur wenige Erinnerungen an die emotionalen Erfahrungen, die Teil dieses bemerkenswerten Durchbruchs waren.

Es mag ein Durchbruch gewesen sein, aber es zählt auch zu den erschütterndsten Erfahrungen, die ein Mensch machen kann. Wenn er sie überstanden hat, will er unbedingt weitermachen. Er kehrt in den Alltag zurück, manchmal zunächst zögerlich, dann aber mit großem Schwung. Der Zusammenbruch, der lehrreich, transformativ und schrecklich war, gehört nun der Vergangenheit an. Er soll nicht als Schlüsselmoment in Erinnerung bleiben.

Die Patienten reagieren auf die Wiederaufnahme der früheren Struktur der Analyse – die gewohnten Stunden, den gewohnten Zeitumfang – mit Erleichterung, und ich habe noch nie gehört, dass ein Patient über den Verlust der Intensität geklagt hätte, die er während seines Zusammenbruchs erlebt hatte. Ich betrachte dies als ein gutes Zeichen, als einen Hinweis darauf, dass die Patienten »das Objekt benutzt haben« und es – angeleitet vom Lebenstrieb – hinter sich lassen können.

Wenn ein psychischer Zusammenbruch psychoanalytisch behandelt wird, begegnet das Selbst einem einfühlsamen, geduldigen, engagierten und verständnisvollen Anderen. Dass dies in einem solchen Moment akuter Not geschieht, hat – sowohl was die Gegenwart als auch die Vergangenheit betrifft – eine zutiefst heilsame Wirkung.

Kapitel 12

Schlussfolgerung

Keine psychoanalytische Therapie ist gewöhnlich. In seiner Berufslaufbahn wird der Analytiker erstaunt und beeindruckt sein, wie unterschiedlich die Menschen den analytischen Raum besetzen und den analytischen Prozess nutzen.

Nichtsdestoweniger gibt es Konstanten. Es gibt den Rahmen – fünfundvierzig Minuten, vier- oder fünfmal pro Woche, über mehrere Jahre an demselben Ort – und den Prozess – der Patient assoziiert frei, ohne nach einer Bedeutung zu suchen, der Analytiker hört unvoreingenommen zu, ohne eine bestimmte Absicht zu verfolgen. Die traditionelle psychoanalytische Struktur wird im Allgemeinen mehr als ausreichend sein, um die Regressionen und die klinischen Bedürfnisse eines Analysanden zu behandeln, wobei er langsam seine Ich-Abwehr und seine Widerstände aufgibt und Annahmen aus früherer Zeit in der Übertragung nutzen kann.

In diesem Buch befürworte ich in bestimmten Situationen eine Veränderung des analytischen Rahmens, *aber nicht des Prozesses*. Die neue Struktur wird vorübergehend angewandt, um dem Analysanden durch eine Krise zu helfen und ihm dann eine Rückkehr zur Verlässlichkeit der normalen Absprachen zu ermöglichen.

Selbst der erfahrenste Analytiker bekommt Angst, wenn er mit der in diesem Buch beschriebenen Art von Situationen konfrontiert wird. Diese Signalangst ist ein wichtiger psychischer Indikator, der den Kliniker auf natürliche Weise zu Überlegungen veranlasst, wie den Bedürfnissen des Patienten unter den veränderten klinischen Umständen entsprochen werden kann. Einige Kliniker werden sofort eine Überweisung an einen Kollegen ins Auge fassen, der dem

Analysanden Medikamente verschreibt, die auf sein Problem abzielen und den beunruhigenden Zustand hoffentlich lindern.

Andere werden einen Krankenhausaufenthalt veranlassen. Der Leser wird jedoch inzwischen erkannt haben, dass ich einen psychischen Zusammenbruch im Rahmen einer Psychoanalyse als ein Ereignis betrachte, das zu einer Veränderung und zu einem psychischen Durchbruch führen kann, wenn der Analytiker einfach eine erweiterte Psychoanalyse anbietet.

Meiner Meinung nach ist es eine psychologische Katastrophe, einen Analysanden, der einen Zusammenbruch erleidet, in ein Krankenhaus einzuweisen. Es mag zwar kurzfristig den toxischen Zustand des Patienten lindern, aber es ist so, als würde man seine Kinder in eine Pflegefamilie geben, weil man mit ihnen nicht zurechtkommt. Wenn der Patient auf eine Reihe weiß gekleideter Mitarbeiter in einer antiseptischen Station trifft, ähnelt dies in der Tat der Wiedergeburt in einer nichtmenschlichen Umgebung. Ich glaube, der Analytiker hat keine andere Wahl, wenn er vermeiden will, dass sein Patient die dramatischen Nachwirkungen einer Einweisung ins Krankenhaus erlebt.

Wenn der Psychoanalytiker diese Aufgabe tatsächlich selbst übernimmt, liegt es in seiner Verantwortung, eindeutig zu erklären, warum er für eine Änderung des Rahmens eintritt. Zunächst wird der Patient etwas Widerstand leisten, den ich als einen wichtigen Indikator für seine Ich-Stärke betrachte, für den Wunsch, sein bisheriges Leben weiterzuführen und die Mittel einzusetzen, mit denen er früher seinen Leiden begegnet ist. Aber Analysanden, die sich in einer akuten Krise befinden, werden diese Änderung des Rahmens in der Regel beinahe sofort akzeptieren und die zusätzliche Zeit so lange nutzen, bis der Zusammenbruch seinen Lauf genommen hat.

Meine Empfehlung ist, dass jeder Kliniker, der auf die von mir vorgeschlagene Weise arbeitet, ein Team zusammenstellen sollte, das Analytiker und Patient durch diese schwierige Zeit begleitet.

Selbst wenn der Psychoanalytiker gleichzeitig Psychiater ist, ist es wichtig, dass ein weiterer Kollege hinzugezogen wird, der eine zweite Sichtweise einbringt. Das ambulante Team spiegelt die Art der Betreuung wider, die normalerweise in einer stationären Einrichtung erfolgen würde; ich habe außerdem die Erfahrung gemacht, dass die Unterstützung durch dieses Team für den Patienten emotional und praktisch sinnvoll ist, auch wenn er das Angebot zunächst nur widerwillig annimmt.

Natürlich sollte kein frisch qualifizierter Kliniker eine solche Arbeit ohne einen erfahrenen Supervisor durchführen, der als zusätzlicher Kliniker fungiert. Ich empfehle allerdings nicht, dass erfahrene Analytikers zu diesem Zeitpunkt eine Supervision aufsuchen.

Sobald ein Analytiker die Aufgabe übernimmt, sollte er sich in erster Linie von der inhärenten Logik der freien Assoziationen des Analysanden und der Art, wie dieser die Übertragung nutzt, leiten lassen; das Vokabular ist viel zu komplex, als dass es in einer Supervision angemessen übersetzt werden könnte. Kommentare von Kollegen – wie gut gemeint auch immer – über das, was ihrer Meinung nach »wirklich« vor sich geht, sind eher geeignet, den notwendigen unbewussten Kontakt des Analytikers zu seinem Patienten zu zerstören.

In den fünfunddreißig Jahren, in denen ich auf die im Buch beschriebene Art und Weise mit Menschen am Rande eines Zusammenbruchs arbeite, musste ich noch nie einen Patienten ins Krankenhaus einweisen. Es ist zweifellos richtig, dass ich zum Teil einfach nur Glück hatte, aber ich glaube, es sagt uns etwas über die Wirksamkeit dieser Erweiterung der Psychoanalyse aus. Hätte ich das Gefühl, eine intensive analytische Behandlung würde nicht funktionieren, würde ich nicht zögern, einen Patienten in ein Krankenhaus einzuweisen. Dies ist aber noch nie geschehen.

Winnicott sah im Abbau der Abwehrmechanismen des falschen Selbst die Voraussetzung für eine erfolgreiche Analyse und hielt deshalb die Regression an sich für Gewinn bringend. Es gab viele klinische Situationen, in denen seine Analysanden sehr abhängig von ihm wurden und viele Funktionen höheren Levels – Arbeit, Familie, Verpflichtungen und so weiter – aufgaben, um ein Gefühl ihrer »persönlichen Realität« oder ihres wahren Selbst zu entdecken.

Es können sich allerdings ernsthafte Schwierigkeiten ergeben, wenn man diese persönliche Realität für wichtiger hält als die Fähigkeit, in der Außenwelt zu leben. Während Winnicott – wie auch Balint, Khan, Coltart und andere – äußerst kompetent war im Umgang mit einer normalen Regression zur Abhängigkeit, glaube ich, dass die Förderung eines Zustands tiefer, primitiver Abhängigkeit vom Analytiker unklug und kontraproduktiv ist.

Bei meiner Arbeit mit Patienten, die einen Zusammenbruch erleiden, spreche ich immer über die Gesundheit ihres Ichs: ihre Fähigkeiten im Berufsleben, ihre Erfolge in Beziehungen, ihr Ausdrucksvermögen und so weiter; denn die Krise kann dazu führen, dass sie ihre Stärken aus den Augen verlieren, und wenn diese Situation anhält, können sie in einer malignen Regression versinken. Der Zusammenbruch wird dann zum Ausgangspunkt einer lebenslangen Schwächung.

Sich auf die Stärken zu berufen, ist so, wie wenn man einen imaginären Begleiter im Behandlungszimmer hätte. Dieser Begleiter repräsentiert die gesunden, vitalen Wesensmerkmale des Selbst.

Wenn der Analytiker dies beachtet und sich häufig darauf bezieht, werden diese vitalen Wesensmerkmale zum zentralen Objekt der Abhängigkeit. Da der Analytiker die Aufgabe hat, den äußeren Rahmen zu gestalten und eine Halt gebende Umgebung schaffen, ist er projektiv mit der Restpräsenz einer tief bedeutsamen Mutter- und Vaterfigur ausgestattet. Aber er darf diese Rollen niemals *auf Kosten* der Gesundheit des Ichs des Patienten übernehmen. Es ist für alle Analysanden – ob in einer normalen Behandlung oder in der intensiven Analyse – von entscheidender Bedeutung, sich ihrer eigenen

Stärken bewusst zu sein und sich auf sie zu verlassen, anstatt die Kreativität des Selbst zu vernachlässigen und sich in die Abhängigkeit der Fürsorge des Psychoanalytikers zu begeben.

Mit meiner Hervorhebung der positiven Aspekte der Anpassungsfähigkeit eines Patienten wären Winnicott und mit ihm viele weitere, zeitgenössische Analytiker zweifellos nicht einverstanden. Während die Deutung von Widerständen, Abwehrmechanismen, Übertragungsäußerungen und unbewussten Fantasien eine Selbstverständlichkeit darstellt, findet sich in der Literatur kaum etwas über die Verantwortung des Analytikers, den Ich-Stärken des Analysanden unmittelbare Aufmerksamkeit zu schenken, sei es als ein Charakter, als Mensch, der in Beziehung zu anderen steht, oder als Person, die einer Arbeit nachgeht.

Natürlich kann jeder Mensch mit seinen destruktiven Seiten neidvoll auf die positiven Eigenschaften seines Selbst blicken; wenn diese hervorgehoben werden, kann der Hass auf den Analytiker noch stärker werden. Manche Patienten werden den Analytiker beschuldigen, er sei unaufrichtig oder versuche, sie »abzuwimmeln«. Wenn Patienten gerade einen Zusammenbruch erleiden, scheinen diese Reaktionen jedoch weniger häufig aufzutreten als bei einer normalen Analyse. Ein Mensch, der sich seines Selbst beraubt und von ihm verlassen fühlt, ist spürbar erleichtert, wenn solche Verbindungen zu seinen gesunden Aspekten hergestellt werden; dies wird dann zu einer wertvollen Form der Objektbeziehung zwischen den gestörten und den produktiven Teilen des Selbst.

Die allerwichtigste Beziehung, die jeder von uns hat, ist die zu seinem eigenen Selbst. Auch wenn es nicht leicht erscheint, diese Tatsache zu konzeptualisieren, so denke ich doch, William James und George Herbert Mead kamen dem nahe, als sie die Beziehung zwischen dem »I« und dem »me« erörterten. Wenn ein Mensch einen Zusammenbruch erleidet, ist es, als wenn das »me« verlorengegangen ist bzw. es keine Möglichkeit gibt, mit ihm zu sprechen oder es zu repräsentieren. Indem der Analytiker die positiven Aspekte des Selbst beschreibt, spricht er das »me« des Selbst direkt an, auch wenn der Patient den Kontakt zu ihm verloren oder sich aus Enttäuschung oder Hass von ihm abgewandt hat.

Ich möchte darauf hinweisen, dass die in diesem Buch untersuchte Methodologie nicht dafür gedacht ist, allen Patienten angeboten zu werden. Die überwältigende Mehrheit meiner Analysanden wusste nicht, dass ich verlängerte Sitzungen oder eine intensivere Psychoanalyse anbiete; dies ist einer der Gründe, warum ich dies in England bisher weder diskutiert noch darüber geschrieben habe. Ich empfehle sicherlich nicht, dass Kliniker, die an einer solchen Erweiterung der Analyse interessiert sind, dies ihren Kollegen oder Patienten als eine Option anbieten.

Dies bringt mich zu einem weiteren wichtigen Thema. Was macht man mit dem Analysanden, der eine intensivere Analyse wünscht, ja vielleicht sogar einfordert? Von Zeit zu Zeit wird der Analytiker einer Person begegnen, die von der Idee zusätzlicher Sitzungen begeistert ist und sich auch so verhält, dass eine Erweiterung der Analyse gerechtfertigt erscheint. Ich habe in meinem Buch *Hysteria* einige Aspekte dieses Themas aufgegriffen und wiederhole hier nicht im Detail die Gründe, warum ich einer solchen Forderung nicht nachkomme. Ich möchte allerdings betonen: Das Ziel der in diesem Buch vorgestellten Arbeit besteht darin, einer Person vom Zusammenbruch zum Durchbruch zu verhelfen; ich möchte mich nicht an einer Inszenierung beteiligen, die zur dramatischen Entfaltung der inneren Welt des Selbst als Form der Manipulation dient.

Deshalb würde ich bestimmten Personen keine erweiterte Analyse empfehlen: vor allem Personen, die sich als maligne Hysteriker präsentieren und Regression als befriedigenden Selbstzweck erleben würden. Auch bei schwer paranoiden und Borderline-Patienten müsste man sich eine Erweiterung der Sitzungen gut überlegen. Ich denke, die Entscheidung ist je nach dem Ausmaß zu treffen, in dem ein drohender Zusammenbruch Teile ihrer Persönlichkeit offenbart, die durch Borderline- oder paranoide Abwehrmechanismen verborgen waren.

Einige der Fragen, die sich beim Leser zweifellos aufgetan haben werden, beantworte ich im folgenden Kapitel, das häufig gestellten Fragen vorbehalten ist.

Kapitel 13

Fragen – mit Sacha Bollas

SB: Eine der Prämissen für deine Vorgehensweise besteht darin, dass zusätzlichen Sitzungen einfach die Erweiterung einer normalen Analyse sind, aber dass es sich hierbei nicht um eine normale analytische Erfahrung handelt. Kannst du erläutern, was du damit meinst?

CB: Die Art und Weise, wie der Analytiker dem Analysanden zuhört, wie er auf die innere Logik der freien Assoziationen, die Persönlichkeitsschwankungen und alle anderen Aspekte einer normalen Analyse achtet, ändert sich nicht. Bei den erweiterten Sitzungen ist tatsächlich die Beibehaltung des normalen Ablaufs wesentlich. Es ist wichtig, dass der Analytiker das gleiche konstante Objekt bleibt, das er vor der Änderung des Rahmens war.

SB: Aber wenn du einen Psychiater, einen Sozialarbeiter und einen Fahrer hinzuziehst, dann ist dies doch ein *dramatisches* Abweichen von dem, was man als normale Analyse bezeichnen würde, oder nicht?

CB: Ich verstehe, dass mein Vorgehen als ein dramatisches Abweichen von der herkömmlichen Praxis erscheinen mag. Für den Patienten, der sich in einem Zusammenbruch befindet, werden diese Veränderungen jedoch nicht als grundlegende Abweichungen, sondern als wesentliche Anpassungen erlebt. Wenn der Patient diese Veränderungen als zu dramatisch erlebt, hat der Analytiker sehr wahrscheinlich die Situation falsch eingeschätzt.

SB: So, wie es sie in den 1970er-Jahren einmal gab, gibt es in England heute keine regionalen Teams von Sozialarbeitern mehr und in vielen Ländern ließen sich deine Vorschläge aus verschiedenen Gründen nicht umsetzen.

Siehst du noch andere Möglichkeiten, wie ein nach deiner Vorgabe zusammengestelltes Helferteam in der heutigen Zeit eingesetzt werden könnte?

CB: Die Anwesenheit eines Psychiaters zur Unterstützung des analytischen Paares ist sehr wichtig. Es stimmt, dass wir im Vereinigten Königreich nicht mehr so viele Mitarbeiter in den sozialen Diensten haben wie früher – ein sehr trauriger Zustand –, aber das Management der anfallenden Probleme fällt jetzt in den erweiterten Aufgabenbereich des Psychiaters. Wenn er entscheidet, dass andere in den Prozess einbezogen werden sollen – Familienmitglieder oder Freunde oder zum Beispiel eine Krankenschwester –, dann übernimmt er eine koordinierende Funktion.

SB: Um auf die Frage der Technik zurückzukommen: Viele Leute würden argumentieren, dass es nicht dem psychoanalytischen Grundgedanken entspricht, wenn der Psychoanalytiker ein besonderes Engagement für die Verbesserung der Situation des Patienten zeigt.

Du hast an anderer Stelle geschrieben, das Ziel der Psychoanalyse sei die freie Assoziation, hier erweckst du den Eindruck, du würdest das Ziel verschieben: Du analysierst deinen Patienten nicht mehr einfach nur, vielmehr reagierst du auf eine Art und Weise, die darauf hindeutet, dass du ihm helfen willst. Verändert dies nicht die Rolle des Analytikers?

CB: Der Analysand erfährt, dass Analytiker darin ausgebildet sind, einen Patienten durch einen Zusammenbruch zu begleiten, genauso wie wir darin ausgebildet sind, mit Menschen zu arbeiten, die suizidgefährdet sind, heftig agieren und so weiter. Vielleicht treten Zusammenbrüche im Verlauf der meisten Analysen nicht auf, aber es kommt trotzdem relativ häufig vor. Ich denke, Analytiker auf der ganzen Welt nehmen gelegentlich Anpassungen an ihrer üblichen Behandlungstechnik vor und betrachten diese als normale Abweichungen.

SB: Du sprichst also davon, eine analytische Haltung beizubehalten, auch wenn sich die Umstände ändern.

CB: Ja, das ist richtig. Ich glaube, wenn die verschiedenen psychoanalytischen »Schulen« neue Techniken vorgestellt haben, sind viele davon in Wirklichkeit Anpassungen an bestimmte klinische Erfordernisse. Hierfür ein Beispiel: Die Ansätze zur Behandlungstechnik von narzisstischen Persönlichkeitsstörungen von Heinz Kohut und Otto Kernberg erscheinen möglicherweise unvereinbar, aber beide können sich für denselben Analysanden in unterschiedlichen Situationen als geeignet erweisen. Die Technik von Winnicott gilt meines Erachtens für schizoide, die von Klein für eine Borderline-, die von Lacan für zwanghafte Persönlichkeiten und so weiter.

SB: Könnte es sein, dass deine Einschätzung, jemand befinde sich in einem Zustand des potenziellen Zusammenbruchs, auf einer eher individuellen Wahrnehmung beruht und dass andere dies vielleicht ganz anders sehen?

CB: Nun, ich denke, in England und ganz allgemein in Europa gibt es kaum Meinungsverschiedenheiten über die Anzeichen eines drohenden Zusammenbruchs bei unseren Analysanden: Ihre Fähigkeit, die normalen Aufgaben des Lebens zu bewältigen, nimmt deutlich ab, was mit einer deutlichen Zunahme ihres Gefühls der Hilflosigkeit und einem stark erhöhten Maß an Verzweiflung einhergeht. Die Patienten werden von Angstzuständen und Depressionen erfasst, die zu klinischen oder agitierten Depressionen, akuten Panikattacken, Schlafstörungen und so weiter führen. Diese Veränderungen lösen bei jedem Analytiker Signalangst aus.

SB: Aber man könnte doch einwenden, dass der klinische Ansatz, den du beschreibst, eine so individuelle Besonderheit deiner

Arbeit darstellt, dass andere ihn vielleicht gar nicht nutzen und auch nicht übernehmen können.

CB: Ich glaube nicht, dass andere gut ausgebildete Analytiker und Therapeuten nicht ebenfalls mit diesem Ansatz arbeiten können. Das Problem, das ich ansprechen wollte, besteht darin, dass zu viele Kliniker nicht wissen, was sie tun sollen, wenn sie Patienten in diesem Zustand erleben. Sie denken vielleicht, es reiche aus, wenn sie eine Analyse mit fünf Sitzungen pro Woche durchführen, aber im Laufe der Jahre bin ich zu der Überzeugung gelangt, dass dies einfach nicht stimmt, und viele dieser Patienten werden ins Krankenhaus eingewiesen. Deshalb mein schlichter Vorschlag: Jeder Kliniker, der dies feststellt, sollte einen erweiterten psychoanalytischen Ansatz in Erwägung ziehen, anstatt andere Maßnahmen wie medikamentöse Behandlungen oder Krankenhausaufenthalte zu ergreifen, die den analytischen Prozess unterbrechen und den Patienten nicht das bieten, was sie brauchen.

SB: Behauptest du, dass ein frisch ausgebildeter Kliniker dies tun könnte? Glaubst du nicht, dass diese einschneidende Änderung der Behandlungstechnik eine mehrjährige Erfahrung erfordert?

CB: Das hängt ganz von dem einzelnen Analytiker ab. Im Gegenteil, Erfahrung kann zu einer psychischen Starrheit führen und ich bin mir nicht sicher, ob das diesen Menschen wirklich hilft. In einem früheren Kapitel habe ich angedeutet, man müsse im Prinzip kein sehr erfahrener Kliniker sein, um auf diese Weise zu arbeiten, trotzdem könnte ein Anfänger eindeutig von einer Supervision und gewiss auch von einer Zusammenarbeit mit Kollegen profitieren. Alle frisch ausgebildeten Kliniker sollten in solchen Situationen normalerweise Supervision erhalten, es sei denn, sie haben das Gefühl, dies würde die unbewusste Kommunikation zwischen dem Patienten und ihnen beeinträchtigen. Aber alle Kliniker brauchen ein Team oder einen äußerst kompetenten Psychiater, der ihnen bei dieser Art der Arbeit zur Seite steht. Ich war erst etwa dreiunddreißig, als ich mit Emily arbeitete, aber ich hatte mich bereits für alle Fälle vorbereitet, indem ich ein Team zusammengestellt hatte. Ich hatte deshalb das Gefühl, dass jemand die Containerfunktion übernimmt, und wusste zumindest, was zu tun war, wenn die erweiterte Analyse nicht funktionieren würde. Dies hat mich zwar nicht zuversichtlich gemacht, aber es hat meine Ängste gelindert, die die Arbeit mit Menschen, die einen Zusammenbruch erlitten haben, überlagern können. Wenn also ein jüngerer Analytiker einen Patienten hat, der fragil ist und wahrscheinlich einen Zusammenbruch erleiden wird, scheint es mir ratsam, ein unterstützendes Team zusammenzustellen, zu überlegen, welche Zeitverlängerung den Bedürfnissen des Patienten entsprechen könnte und sicherzustellen, da zu sein, bevor der Patient einen Zusammenbruch erleidet.

SB: Du glaubst also nicht, dass Erfahrung ein entscheidender Faktor ist?

CB: Ich denke, Erfahrung ist wichtig, aber ich wehre mich gegen die Vorstellung, Analytiker und Therapeuten in ihren Dreißigern seien unerfahren oder unreif. Es handelt sich um hochgebildete Erwachsene, die über Lebenserfahrung verfügen.

SB: Du sagst, obwohl deine ganztägigen Sitzungen immer nur drei Tage gedauert haben, seist du *in deinem Kopf* bereit gewesen, auf diese Weise solange wie nötig weiterzuarbeiten. Kannst du mir mehr dazu sagen?

CB: Ich selbst darf in meinem eigenen Kopf keinerlei Druck spüren, die »Arbeit in einer bestimmten Zeit erledigen zu müssen«. Sonst könnte ich nicht so arbeiten, wie ich es tue. Deshalb sage ich mir und meinen Patienten, dass wir so lange arbeiten werden, bis wir ihre missliche Lage überwunden haben. Ich vermittle ihnen folgendes Gefühl: Ich werde nicht aufgeben, Ihnen durch diese Tortur zu helfen, es sei denn, Ihr Zusammenbruch übersteigt meine Kapazität und die derjenigen, mit denen ich zusammenarbeite. Zu Beginn meiner Tätigkeit wusste ich nicht, wie lange es dauern würde, aber zu meiner großen Überraschung und Erleichterung stellte ich fest, dass es nicht so lange dauerte. Ich glaube, dies liegt daran, dass die Patienten sowohl auf der symbolischen als auch auf der realen Ebene Bedürfnisse haben. Was sie brauchen, ist die symbolische Verpflichtung zu einer *möglicherweise* unbegrenzten Arbeitsphase.

SB: Du bezeichnest deine Arbeit als Psychoanalyse, aber einige dieser Patienten waren zuvor offensichtlich in einer psychotherapeutischen Behandlung mit ein bis zwei Sitzungen pro Woche. Wirkt sich dies auf deine Vorgehensweise aus, wenn sie einen Zusammenbruch erleiden?

CB: Nein, ein Zusammenbruch hat seine eigene Logik und meines Erachtens auch seine eigenen klinischen Anforderungen. Solange ein Patient zu einer hinreichenden Analyse bereit ist, wird sich dies meiner Erfahrung nach als wirksam erweisen, unabhängig davon, ob der Patient zuvor in einer Analyse oder in einer weniger intensiven Therapie war.

SB: Es erscheint paradox, dass du in dieser Zeit, in der kognitive Verhaltenstherapien (KVT) oder dialektisch-behaviorale Therapien (DBT) und so weiter rasche Lösungen versprechen, möglicherweise das Gleiche machst.

CB: Nun, das wäre in der Tat paradox, aber es gibt fundamentale Unterschiede, was die Perspektive betrifft. Vereinfacht gesagt, die Freud'sche Sichtweise beruht darauf, dass ein Symptom oder eine Persönlichkeitsstörung *bedeutsam* ist. So schmerzhaft es auch sein mag, muss man sich Zeit lassen, um die unbewusste Bedeutung zu verstehen, die dem Symptom oder der Persönlichkeitsstörung oder auch affektiven Störungen wie Depressionen zugrunde liegt. KVT und andere Formen der Kurzzeittherapie beruhen auf kognitiven Prozessen und entsprechen in der Tat der Einnahme von Medikamenten. Sie haben folgendes Ziel: Das Selbst einer Person soll von den Auswirkungen der menschlichen Dimension – dem Humanum – auf das Bewusstsein ihres Selbst befreit werden.

Die psychoanalytische Vorgehensweise zielt letztlich darauf ab, den psychischen Schmerz zu lindern, ohne dessen Bedeutung aus den Augen zu verlieren. Zum Zeitpunkt des Zusammenbruchs kommt es zu einem fast überwältigenden Durchbruch von hoch bedeutsamen Gefühlen, Erinnerungen und Gedanken. Ich konnte feststellen, dass ein Zusammenbruch seinem eigenen logischen Prozess unterliegt. Wenn wir uns darauf einlassen, geht die Krise vorbei und der Patient geht als veränderter Mensch aus ihr hervor: wie wenn sich eine Person – sobald sie das Gefühl hat, von einer anderen Person, die zuhört, sicher gehalten zu werden – auf ihre gesamte emotionale Erfahrung einlassen kann, die sie bisher in einen Schwebezustand versetzt hat. Die Wahrheiten, die bisher abgewehrt wurden, sind nun frei, die Person auf höchst überdeterminierte Weise zu durchdringen. Die Komplexität des Menschseins stürmt herein und überwältigt die bisherigen Abwehrmechanismen; ein Vorgang, der mit einem Naturereignis vergleichbar ist. Doch sobald der Vorgang abgeschlossen ist, lässt diese »Sättigung mit bewusster Bedeutung« nach. Die Personen kehren in ihr normales Leben zurück und haben im Allgemeinen nur wenige Erinnerungen an den Zusammenbruch.

SB: Du stehst KVT und DBT sehr kritisch gegenüber und gehst davon aus, dass diese Kurzzeittherapien bei Patienten, die kurz vor einem Zusammenbruch stehen, einfach nur alles überdecken. Hältst du diese zunehmend beliebten Behandlungsformen für die falsche Heilmethode?

CB: Ich bin sicher, dass sie, wenn sie unter bestimmten Umständen eingesetzt werden, sinnvoll sind. Wenn du Seminare besuchst und Ratgeber zu diesem Thema liest, wirst du feststellen, dass es sich im Grunde genommen um Selbsthilfetherapien handelt, die auf dem gesunden Menschenverstand beruhen. Die Therapie wird von einem Kliniker initiiert, aber der Patient bekommt »Hausaufgaben«, sodass auf das Lehrer-Schüler-Paradigma zurückgegriffen wird, was sicher einigen Menschen hilft. Einer der Gründe, warum meiner Meinung *so* häufig darauf zurückgegriffen wird, liegt daran, dass es die Rückkehr des Unheimlichen ist: das Gefühl, dass es richtig sein *muss*, weil es einen Lehrer und Hausaufgaben gibt, sodass wir die Welt der Erwachsenen verlassen und in die Schule zurückkehren können. Diese implizit regressiven Ansätze, welche die Komplexität des Erwachsenenlebens vereinfachen, werden immer Anklang finden. Aber in Kurzzeittherapien von Personen mit einer schweren Persönlichkeitsstörung werden die tiefgreifenden Probleme nicht behandelt und ich denke, die derzeitige Begeisterung für diese Behandlungen aus Gründen der Kosteneinsparung birgt eine gewisse Gefahr in sich.

SB: Man könnte aber dennoch argumentieren, dass du eigentlich KBT-ähnliche Techniken anwendest. Zum Beispiel gibst einigen Patienten eine Beschreibung ihrer Kerndynamik in schriftlicher Form an die Hand. Hat dies nicht irgendwie den Beigeschmack von Hausaufgaben? Nutzt du da nicht die kognitiven Fähigkeiten der Patienten, damit sie sich auf ein pädagogisches Schriftstück konzentrieren, das eine Veränderung bewirken soll?

CB: In gewissem Sinne denke ich, dass KBT, DBT und so weiter einen leeren Raum betreten, den die Psychoanalyse hinterlassen hat. Ich wurde in Boston von Peter Sifneos und in London von David Malan in Kurzzeit- oder Fokaltherapie ausgebildet. Von ihnen habe ich viel darüber gelernt, wie man sich auf eine Kerndynamik konzentriert, warum man mit seinen Äußerungen eindeutig sein und wie und warum man an der psychodynamischen Erklärung eines Ereignisses festhalten sollte. So arbeitete auch mein erster Psychoanalytiker in Berkeley, vielleicht, ohne es zu wissen. Er machte eindeutige Aussagen und wiederholte die wichtigsten Deutungen, die sehr einprägsam waren, und ich ertappte mich dabei, dass ich sie mir ins Gedächtnis rief und sie im Laufe der Woche verwendete. Wenn ich mit dem vorliegenden Buch den Psychoanalytikern ihr gutes Recht auf eindeutige Handlungen und die Konzentration auf die wesentliche Psychodynamik teilweise zurückgebe, dann halte ich dies für eine gute Sache. Ja, es *gibt* so etwas wie ein Lehrer-Schüler-Paradigma in der Psychoanalyse, nur dass in einer Analyse beide das Unbewusste des Analysanden erforschen und es sich eher um eine partnerschaftliche Auseinandersetzung mit einer rätselhaften Dynamik handelt.

SB: Aber du würdest einen Patienten, der einen Zusammenbruch erleidet, nicht an einen Verhaltenstherapeuten (KVT) überweisen?

CB: Nein, überhaupt nicht. Das wäre so, als würde man einer Person mit einer schweren Persönlichkeitsstörung sagen, sie würde von einem Kurs in gesundem Menschenverstand profitieren. Das mag vielleicht von einigem Nutzen sein, aber es wird an dem zugrundeliegenden Problem nichts ändern und die Zeit wäre mit falschen Hoffnungen vergeudet worden. Ähnliches geschah in den goldenen Zeiten von EST (Erhard Seminars Training): Hunderttausende von Menschen wurden in Kurse gelockt, sie verloren Jahrzehnte ihres Lebens, aber es fand keine Persönlichkeitsänderung statt. Meines Erachtens können die dort angewandten Techniken nicht tief in das Herz eines Patienten vordringen und ihm bei tiefgreifenden Problemen helfen.

SB: Das vorliegende Buch basiert auf deiner persönlichen Erfahrung mit einer kleinen Anzahl von Patienten. Wie kannst du im Zeitalter evidenzbasierter Forschung die Wirksamkeit deines Ansatzes belegen?

CB: Ich bin mir der Attraktivität, die der Begriff »evidenzbasiert« auf dem Markt hat, durchaus bewusst; es handelt sich hierbei um die traditionelle Waffe der Sozialwissenschaften im Kampf gegen die Geisteswissenschaften, aber es ärgert die Sozialwissenschaftler, dass wir aus dem Einzelbeispiel – sagen wir aus Shakespeares *Hamlet* – mehr über den Menschen lernen können als aus der gesamten Chronik ihrer sorgfältig quantifizierten Beiträge. Freuds Vorgehensweise gründetet auf den Geisteswissenschaften. Er untersuchte einen Einzelfall – zum Beispiel *Dora* – und zog aus den Besonderheiten des Einzelfalles allgemeingültige Schlüsse. Seine Beispiele sind kaum wissenschaftlich, aber gerade darin liegt ihre Stärke. Der Fall *Dora* ist ein einzelner, gemeinsamer Untersuchungsgegenstand, den jeder für sich selbst unter unzähligen Gesichtspunkten lesen, kritisieren und bewerten kann. Die Sozialwissenschaften gehen einen anderen Weg: Sie sammeln Daten, testen Hypothesen, tragen Ergebnisse zusammen und veröffentlichen Beweise. Das Problem dabei ist, dass diese Methode die Bandbreite möglicher Variablen stark einschränkt und deshalb extrem begrenzt sein muss; sie führt dazu, dass winzige Punkte untersucht und bewiesen werden, die an Bedeutungslosigkeit grenzen. Diese Vorgehensweise unterscheidet sich grundsätzlich von der Psychoanalyse. Es wäre so, als würde man versuchen, zwei Romane zu vergleichen, indem man deren jeweilige Anzahl von Kommas, Doppelpunkten und Fragezeichen zählt. Dies mag vielleicht interessant sein, aber erfasst es das Wesen der Romane? Die KBT hat nichts mit Psychodynamik zu tun. Sie gibt nicht vor, die Psyche zu erforschen, sie bietet lediglich kurzfristige Lösungen für Symptome.

SB: Trotzdem, die Menschen, die deine Bücher lesen, werden nahezu zu einer Leseerfahrung eingeladen, die auf Treu und Glauben beruht, nicht wahr?

CB: Ich verlange von meinen Lesern keine Glaubensbekenntnisse. Das vorliegende Buch ist das Ergebnis der lebenslangen Erfahrung eines Psychoanalytikers. Ich habe es in der Hoffnung geschrieben, dass andere Menschen die Annahme, eine Person könne mit Hilfe der Psychoanalyse einen Zusammenbruch in einen Durchbruch umwandeln, für sich selbst erkunden wollen. Wie solche Bücher in Zukunft genutzt und verbreitet werden, werde ich nicht erfahren. Angesichts dessen, was ich meiner Meinung nach herausgefunden habe, wäre es vielleicht von Vorteil gewesen zu schweigen – ich erwarte nicht, dass dieses Buch bei meinen Kollegen gut ankommt –, aber ich denke, ich habe keine andere Wahl, als es zu veröffentlichen, damit andere rechtzeitig sehen können, was sich damit machen lässt.

SB: Du betonst die Sorgfalt, mit der du ein Team zusammenstellst, und hebst die Tatsache hervor, dass dies vom Patienten akzeptiert wird (wobei manchmal auch vorübergehender Widerstand geleistet wird), aber du gehst nur selten auf die Übertragungsaspekte angesichts der Veränderung des Rahmens ein. Ich will damit nicht sagen, du würdest nicht mit der Übertragung arbeiten (das machst du eindeutig), aber dass du praktisch eine uneingeschränkte Behandlung anbietest. Dass du die Stunden verlängerst, manchmal sogar zum Patienten reist – dies muss sicherlich starken Einfluss darauf haben, wie der Analysand dich erlebt.

CB: Nicht, wenn der Patient einen Zusammenbruch erleidet. Stell dir vor, du schwimmst entspannt im Meer, ein Segelboot voller freundlicher Menschen kommt vorbei, sie werfen eine Leiter über die Bordwand und laden dich ein, sich ihnen anzuschließen. Das hat etwas Verlockendes und wer diese Geste akzeptiert, weiß, dass er sich verführen lässt. Wenn du allerdings im Meer am Ertrinken bist und ein Rettungsschwimmer kommt und wirft dir einen Rettungsring zu, wirst du instinktiv zugreifen, weil er dein Leben retten wird.

SB: Aber hat der Gedanke, gerettet zu werden, nicht eine enorme Übertragungsdimension? Du bist der Retter!

CB: Nein, ich handle professionell. Ein Rettungsschwimmer rettet vielleicht das Leben eines Menschen, aber er wurde dafür ausgebildet. Das ist sein Job. Wenn er das tut, was von ihm erwartet wird, dann ist er erfolgreich. Die Person, die am Ertrinken war, wird diesem Rettungsschwimmer vielleicht ewig dankbar sein, aber sie weiß sehr genau, dass dies die Aufgabe von Rettungsschwimmern ist.

SB: Du legst also Wert darauf, deutlich zu machen, dass hier von professionellem Handeln die Rede ist und nicht von einem spezifischen Merkmal der emotionalen Beziehung zu deinem Patienten.

CB: Genau. Ich spreche auch regelmäßig von mir in der dritten Person – »Ihr Analytiker denkt« oder sogar »Ihr Angestellter denkt« –, damit der Analysand sich stets bewusst ist, dass es sich um eine professionelle Beziehung handelt. Ich bin von ihm angestellt worden, um mit ihm zu arbeiten und meine Aufgabe besteht darin, ihn zu analysieren. Ich werde von Anfang an und während der gesamten Analyse gelegentlich auf mich als einem dritten Objekt zu sprechen kommen, unabhängig davon, ob ich es mit einer Person zu tun habe, die einen Zusammenbruch erleidet, oder nicht. Außerdem ist es hilfreich, sich vor Augen zu halten, dass ich mich selbst als Mitglied einer Gruppe von Personen einbringe, die dem Patienten helfen werden.

SB: Sind die Patienten überrascht, wenn du ihnen deine neue Vereinbarung vorstellst?

CB: Nein. Das habe ich bisher nicht erwähnt und hätte es tun sollen, aber wenn ich die Veränderung des Rahmens vorschlage, bitte ich die Person – wenn sie eine Analyse macht – gleich zu Beginn immer, sich zu setzen und sich nicht hinzulegen. Wenn die Person sich einer psychotherapeutischen Behandlung unterzieht, sage ich ihr zu Anfang, dass ich selbst die Sitzung beginnen möchte. In beiden Fällen löse ich bei den Patienten ein Signalangst aus, das heißt: Ich befasse mich jetzt mit den Funktionen ihres Ichs auf einem höheren Niveau, da dies für die bevorstehende Aufgabe erforderlich ist. Als Analytiker bin ich im Begriff, eine Veränderung der Vorgehensweise vorzuschlagen und ich denke, der Patient muss die Haltung wieder aufnehmen, die er vor seiner Analyse einnahm, damit ich – auf einer symbolischen Ebene – sein erwachsenes Selbst ansprechen kann.

SB: Ist dies für die Patienten nicht in gewisser Weise schockierend?

CB: Nur, wenn ich die Situation falsch eingeschätzt habe. Denk daran, wenn eine Person einen Zusammenbruch erleidet, verändert sich bereits der Rahmen. Ich versuche dann, einen neuen Rahmen zu schaffen, der dem Ausmaß der psychischen Dekompensation, die sich mir zeigt, besser gerecht wird.

SB: Der Zusammenbruch des Patienten ist also das maßgebliche Ereignis, das darüber entscheidet.

CB: Ja, es ist klar, dass der Analytiker einen anderen Ansatz wählen muss. Viele Analysanden denken tatsächlich, dass sie ins Krankenhaus geschickt werden, zumal Familienmitglieder oder Freunde oft darüber sprechen.
Womit sie überhaupt nicht rechnen, ist, dass der Analytiker eine Intensivierung der Analyse vorschlägt.

SB: Geschieht das ausdrücklich? Diskutiert ihr, du und dein Patient, über einen möglichen Krankenhausaufenthalt?

CB: Nein, sehr selten. Ich spreche mit ihm über die Richtlinien und wir konzentrieren uns auf den vorübergehenden neuen Rahmen.

SB: Du teilst ihm also mit, dass dies nur vorübergehend ist?

CB: Auf jeden Fall. Das ist ein wichtiger Aspekt der zeitlichen Begrenzung. Indem ich darauf hinweise, dass es sich nur um eine vorübergehende Veränderung der analytischen Vorgehensweise handelt (bis der Patient den Zusammenbruch überwunden hat und wieder gesund ist), helfe ich ihm, ein Gefühl dafür zu entwickeln, dass das normale Leben wieder zurückkehren wird.

SB: Du bist fest davon überzeugt, dass der Zusammenbruch ein potenziell transformatives Moment darstellt, sei es nun negativ oder positiv?

CB: Ja, ganz genau. Es ist tatsächlich ein Moment großer Verheißung. Ein Zusammenbruch ist die wirkungsvollste aufgeschobene Handlung im Leben eines Menschen. Er bringt eine sehr intensive Kombination aus Verletzlichkeit, dem Wunsch nach Hilfe und der Bereitschaft zur Zusammenarbeit in einem neuen therapeutischen Bündnis mit sich und ist mit einer erheblichen Verringerung von Abwehr und Widerstand verbunden, außerdem geht er einher einem hohen Maß an unbewusster Fokussierung auf das Kernproblem und einer neuen Bewertung der eigenen Geschichte. Das Selbst wird mit den Folgen emotionaler Erfahrungen überflutet und es vollzieht sich ein Ereignis mit enormem therapeutischem Potenzial.

SB: Du unterscheidest zwischen zwei verschiedenen Ursachen für einen Zusammenbruch bei nicht psychotischen Patienten. Aus einer klassischen Freud'schen Perspektive ist von einer Form der psychischen Zerbrechlichkeit auszugehen, die sich aus einer Ich-Schwäche ableitet; diese ergibt sich aus den intrinsischen Herausforderungen aller Säuglinge und Kleinkinder, wenn die Psyche nicht ausreichend entwickelt ist, um mit der Wucht der Instinkte und den Schwierigkeiten des täglichen Lebens fertig zu werden. Die andere Position entspricht eher Ferenczi, Balint, Winnicott und anderen, für die ein Zusammenbruch aus dem Versagen der frühen Beziehung des Selbst zu Anderen resultiert.

Welchen Unterschied sieht der Psychoanalytiker, wenn überhaupt, zwischen diesen beiden sehr unterschiedlichen Ursachen für einen Zusammenbruch?

CB: Die Person, die unter einem *Après-Coup* leidet, der seinen Ursprung in elterlichem oder frühem umweltbedingtem Versagen hat, wird in der Regel in die Erzählung ihrer Geschichte ein Gefühl eingebaut haben, als Kind im Stich gelassen worden zu sein. Sie wird dies in der Übertragung zeigen, in der sie Aspekte dieses frühen Versagens der elterlichen Erziehung neu inszeniert. Der Analytiker verfügt deshalb über genügend Anhaltspunkte aus der Analyse der Übertragung, der Gegenübertragung und der freien Assoziationen, um das Problem seines Patienten im Bereich des Realen zu verorten, das heißt, zwischen dem Selbst und dem Anderen. Der andere Patiententyp, der von Natur aus zerbrechlich und sich selbst einschränkend ist, bringt keine ausgeprägten Erinnerungen an Störungen des Selbst durch seine Eltern mit. Möglicherweise hat er seine Eltern, die ihm immer noch eine große Hilfe sind, sogar sehr gerne und kein derartiges frühes Trauma wird in der Übertragung neu inszeniert. Stattdessen wird der Analytiker Zeuge eines vorwiegend inneren Krieges zwischen den Trieben und dem Verstand einer Person, das heißt, zwischen Selbst und Selbst. Bei diesen Patienten werden sich psychische, auf bestimmten psychodynamischen Axiomen beruhende Strukturen zeigen, die zu selbstzerstörerischen Abwehrmechanismen geführt haben. In diesem Fall ist der *Après-Coup* das Trauma der Ankunft des psychischen Schmerzes aufgrund langjähriger struktureller Probleme.

SB: Unterscheiden sich diese beiden Menschentypen auch in anderer Hinsicht?

CB: Menschen, die psychoneurotisch sind (die unter elementaren inneren Kriegen leiden), haben im Allgemeinen das Gefühl, dass etwas mit ihnen nicht stimmt und dass sie die Ursache ihrer eigenen Schwierigkeiten sind; für sie ist es nicht etwas, das von Anderen auf sie übertragen oder in sie hineingelegt wird. Diese Menschen sind normalerweise der klaren Überzeugung, dass sie Großzügigkeit, Liebe oder das Interesse, das Andere an ihnen haben, nicht annehmen können, da sie sonst das Gefühl hätten, innerlich zu sehr gestört zu werden. Deshalb müssen sie die Anderen zurückweisen, obwohl sie wissen, dass es förderlich wäre, diese Angebote anzunehmen. Sie zeigen dem Analytiker, dass es sich um einen inneren Kampf handelt: zum Beispiel zwischen sexuellen und aggressiven Trieben oder zwischen Kastrationsdrohung und den Bestrebungen der Begierde. Oder es geht um den Kampf zwischen dem Über-Ich, das sie mit großer Macht ausgestattet haben, und dem Selbst, das sie als dürftige, sterbliche Verkörperung ihrer Unvollkommenheit betrachten. Menschen, die in solch intensive psychoneurotische Konflikte verwickelt sind, haben wenig Zeit für Andere; möglicherweise bereiteten sie als Kinder ihren liebevollen Eltern viel Kummer, die sie einfach nicht erreichen, geschweige denn ihnen helfen konnten, ihre Probleme zu lösen.

SB: In beiden Fällen ist ein Zusammenbruch jedoch ein aufgeschobenes Ereignis?

CB: Der psychoneurotische *Après-Coup* tritt in der Analyse auf, wenn das Ich die Unfähigkeit des Verstandes entdeckt, mit den psychischen Kräften umzugehen. Der Macht der Triebe steht jetzt die Macht des Über-Ichs gegenüber, was zu toxischen Formen von Schuld, Angst und Depressionen führt, die überwältigend sein können. Es kann sein, dass der Analytiker für eine gewisse Zeit als Hilfs-Ich fungieren muss; nur so kann diese Person mit dem Trauma fertig werden, das darin besteht, dass sie überhaupt über Verstandeskräfte verfügt. Für das Ich eines Menschen mit einer Persönlichkeitsstörung dagegen besteht der *Après-Coup* in der Ankunft des psychischen Schmerzes, der von den schockierenden Erlebnissen des Selbst im Realen herrührt, wobei dies aber nicht notwendigerweise mit den Eltern zu tun hat. Wie gesagt, ein einziges kleines Ereignis im Realen kann das Selbst eines Menschen zutiefst verletzen und seine Persönlichkeit in eine bestimmte Richtung beeinflussen.

SB: Würdest du sagen, dass du durch die Erweiterung der Sitzungen für beide Persönlichkeitstypen, wenn sie einen Zusammenbruch erleiden, ein Hilfs-Ich bist?

CB: Ja, ich glaube schon. Paula Heimann, meine erste Supervisorin, hat diesen Punkt häufig angesprochen. Als ich sie fragte, warum sie so häufig Deutungen vornehme, meinte sie, dass man mit einer Deutung eine Hilfsfunktion des Ichs ausübe. Man müsse anerkennen, dass Menschen in Analyse tatsächlich einen Zusammenbruch erleiden, da dies zu den Auswirkungen einer analytischen Behandlung gehöre; sie sei dazu da, die Konflikte im Ich zu verstärken, damit diese dann in der Therapie eine Veränderung erfahren können, indem sie näher beleuchtet werden. Demnach hat der Analytiker die ethische Verantwortung, einzugreifen und dem Patienten zu helfen, indem er redet und ihm dadurch in seiner Situation hilft.

SB: Das scheint fast so, als ob die Redekur vom Analytiker durchgeführt wird!

CB: Ja, und in gewisser Hinsicht und zu bestimmten Zeiten trifft dies auf jeden Fall zu. Bei manchen Zusammenbrüchen kann es sein, dass der Analytiker alles in allem mehr redet als der Patient, vor allem, wenn er Gefühlszustände in Worte übersetzt. (Das können Gefühlszustände des Patienten, zwischen Patient und Analytiker oder des Analytikers sein.) Andererseits sagte ein Patient in Bezug auf unsere Arbeit, er sei der Meinung, die Psychoanalyse müsse als »Zuhörkur« und nicht als Redekur bezeichnet werden, was ich sehr interessant und ziemlich zutreffend finde.

SB: Ich nehme an, einige dieser Patienten waren zuvor in einer Kinderpsychotherapie. Hast du mit Menschen gearbeitet, die einen Zusammenbruch erlitten und als Kinder in Therapie waren?

Und wenn ja, wie wirkt sich dies auf das Ergebnis der Therapie aus?

CB: Ich habe mit Menschen gearbeitet, die als Kinder in Therapie waren und dann in ihrem späteren Leben einen Zusammenbruch erlitten. Im Allgemeinen stelle ich fest, dass es für das Arbeitsbündnis in der Erwachsenenanalyse einen großen Unterschied machen kann, wenn sie in ihrer Jugend von einem Psychoanalytiker behandelt wurden. Da in der Adoleszenz ödipale oder präödipale Probleme sichtbar werden, wird der Patient, wenn er als Erwachsener einen Zusammenbruch erleidet, von seiner Erinnerung profitieren, dass er das Gefühl hatte, sein früherer Analytiker habe ihm geholfen. Und da die Adoleszenz eine eigene Form des Zusammenbruchs ist, kann sie als eine Art Probe für den wirklichen Zusammenbruch im späteren Leben betrachtet werden.

SB: In einer früheren Arbeit hast du geschrieben, du hättest den Eindruck, dass manche Patienten dich beim Deuten auf einer bewussten Ebene nicht hören, dass es anscheinend aber trotzdem intensives, kreatives Denken ihrerseits auslöst. Kennzeichnet dies auch die Arbeit mit Menschen, die einen Zusammenbruch erlitten haben?

CB: Ja. Deutliche Erklärungen, auch wenn sie noch so kurz sind, sind für den Patienten eher wie Reverien, die vom Analytiker ausgesprochen werden. Der Patient achtet vielleicht nicht besonders auf den Inhalt – es kann sogar sein, dass er ihn ganz vergisst –, aber die Bemerkungen des Analytikers scheinen ihn häufig zu inspirieren, seinen Gedanken eine neue Richtung zu geben.

SB: Wie ist das zu verstehen?

CB: Ich denke, es ist eine Form der unbewussten Kommunikation zwischen Analysand und Analytiker, wenn die Bemerkungen des Analytikers eine verbale Matrix sind, innerhalb derer sich der Patient etwas ganz anderes vorstellen kann. Streng nach

Winnicott handelt es sich um eine Form des Spiels zwischen den beiden. Unter dem Spiel in der Analyse verstand Winnicott nicht, dass die beiden buchstäblich miteinander spielen, sondern dass die Deutungen des Analytikers und die Antworten des Patienten in sich eine Form des Spiels darstellen. Klare Deutungen, gefolgt von intermentaler Aktivität, geben Aufschluss über die *Art* der psychischen Erfahrung des Patienten, was für das Verständnis seiner Psyche von entscheidender Bedeutung ist. Wie der Leser sehen konnte, neige ich an dieser Stelle dazu, die mentalen Axiome des Analysanden in Frage zu stellen; ich glaube, der Analysand profitiert von diesen geistig anregenden Begegnungen mit dem Analytiker. Die Absicht besteht darin, eine andere Perspektive einzuführen, sodass der Patient seine Fähigkeit zu produktiver Selbstreflexivität frei entfalten kann. Es ist eine vorübergehende Phase in der Arbeit – manchmal nur ein oder zwei Tage –, bevor diese intensive bewusste Aktivität nachlässt und vergessen wird; sie macht neuen unbewussten Axiomen Platz, die die geleistete Arbeit widerspiegeln.

SB: Was ist deiner Meinung nach der Aspekt der erweiterten Sitzung, der die stärkste mutative Wirkung hat?

CB: Es ist die psychoanalytische Zeit. Der übliche Zeitrahmen, der für eine psychoanalytische Sitzung vorgesehen ist, ist an die gesellschaftlich vorgegebene Realität angepasst – er lässt sich leicht in einen Arbeitstag integrieren –, aber er wird nicht vom Rhythmus des psychoanalytischen Prozesses bestimmt und widerspricht meines Erachtens seinem Wesen nach dem unbewussten Leben. Ich glaube, durch die Erweiterung einer Sitzung auf neunzig Minuten passt der Analytiker den äußeren Rahmen an die Möglichkeiten des Unbewussten an. Und nimmt man sich einen ganzen Tag Zeit, wird die gesellschaftlich vorgegebene Realität der beiden Teilnehmer im Interesse der psychoanalytischen Zeit wirklich außer Kraft gesetzt.

Es hat mich und meine Patienten überrascht, wie natürlich sich diese Anpassung anfühlt. Es ist, als würde man dem Unbewussten einfach das geben, was es braucht, um seine Arbeit innerhalb des psychoanalytischen Erfahrungshorizonts zu erledigen.

SB: Du sagst also, dass der konventionelle psychoanalytische Rahmen für das volle Ausschöpfen der psychoanalytischen Erfahrung ungeeignet ist?

CB: Wahrscheinlich, ja. Aber wir müssen mit dieser Einschränkung leben. Ich hatte in meiner Laufbahn Tausende Male das Gefühl, eine Sitzung sei zu früh zu Ende und der Analysand brauche mehr Zeit, um einen tiefgründigeren Zugang zu seinem Unbewussten zu bekommen. Es ist einfach unpraktisch, regelmäßig so lange Sitzungen abzuhalten, aber dadurch versäumen wir es vielleicht, das wahre Potenzial der Psychoanalyse auszuschöpfen.

SB: Hast du irgendwann längere Sitzungen mit einem Patienten durchgeführt, der keinen Zusammenbruch hatte?

CB: Ich glaube, einige Analytiker bieten unter bestimmten Umständen neunzigminütige (oder doppelte) Sitzungen an. Wenn beispielsweise ein Patient aus dem Ausland anreist und nur ein kurzer Zeitraum zur Verfügung stehen kann oder wenn ich mit einem Patienten arbeite, der von Anfang an eine schwere psychische Störung aufweist, kann es sein, dass ich ihn neunzig Minuten lang sehe. Bei Erstgesprächen biete ich immer eine neunzigminütige Sitzung oder sogar mehrere Sitzungen an, bevor ich einen Vorschlag mache, wie es weitergeht.

SB: Hast du schon einmal mit jemandem einen ganzen Tag lang gearbeitet, der keinen Zusammenbruch erlitten hat, nur um zu sehen, ob du einen besseren Zugang zu seinem unbewussten Leben bekommen kannst?

CB: Nein. Ich bin von Natur aus vorsichtig und ich würde dies nicht als Präzedenzfall etablieren wollen. Es ist ganz klar, man könnte diese Art von Arbeit nicht aufrechterhalten. Würde sie bereits zu Beginn angeboten, würde sie als fester äußerer Rahmen, als Axiom der Analyse, erlebt werden. Ich wüsste nicht, wie man dann zu normalen Sitzungen übergehen könnte. Es ist auch wichtig, ausdrücklich zu betonen: Die ganztägigen Sitzungen funktionierten nur deshalb so gut, weil die Patienten vorher schon in Analyse waren und weil sie einen Zusammenbruch erlitten, was ihre Bereitschaft erhöhte, sehr offen zu kommunizieren.

SB: Um auf die psychoanalytische Zeit zurückzukommen: Ist das die einzige Dimension, die für die Veränderungen verantwortlich ist, die sich in diesen Analysen vollziehen? Du hast die Rolle des Bewusstseins und der intermentalen Arbeit angesprochen. Was würdest du noch ergänzen?

CB: Es gibt natürlich noch viele andere Aspekte. Bei einem Zusammenbruch ist das Unbewusste offener und individueller, außerdem besteht der dringende Wunsch, das Selbst in einen Zustand ohne seelischen Schmerz zurückzuführen. Zwei Vergangenheiten werden integriert – das unmittelbar auslösende Ereignis und die dichtgedrängte Vergangenheit des Selbst –, ein Vorgang, der ein Licht auf die Struktur des Zusammenbruchs des Selbst wirft. Die Logik des Zusammenbruchs wird aufgedeckt und kann erklärt werden. Es entsteht eine *Geschichte*, die die beiden vergangenen Zeiten miteinander verbindet. Das Zusammenfügen dieser Puzzleteile ist ein Prozess, bei dem ein neues Gerüst für das Auftreten der zurückgehaltenen Affekte errichtet wird, die jetzt als eine vollständige und kraftvolle emotionale Erfahrung in Erscheinung treten. Man verfügt also über ein Unbewusstes, das sich auf einer tieferen Ebene einbringt; Geschichten tauchen auf, die die Logik des Zusammenbruchs offenbaren und ihm eine neue Gestalt geben. Das Selbst wandelt sich, sein früheres Muster der Lebens- und Beziehungsgestaltung wird zu einem neuen Muster. Das alte Muster wurde nie verstanden; es war ichdyston und die Ursache großen seelischen Schmerzes, auch wenn dabei vielleicht ein sekundärer Krankheitsgewinn – wie beispielsweise masochistische Vergnügungen – erreicht wurde. Jetzt hat das Selbst ein intensives Bedürfnis nach Veränderung, die unbewusste Motivation wandelt sich und überwindet Widerstände und bestimmte Abwehrmechanismen. Wenn sich die neue Struktur durch die analytische Arbeit entwickelt, erscheint sie zunächst als eine psychische Übergangsstruktur, die psychologisch ist; sie ergibt für die Person einen Sinn. Dieser neu gefundene Sinn ist befreiend, er stellt eine Erleichterung dar und wird allmählich Teil der individuellen Persönlichkeit.

SB: Wie groß ist die Veränderung, über die wir sprechen? Du glaubst doch nicht, dass die gesamte Persönlichkeit betroffen ist?

CB: Nein, natürlich nicht. Nur die Faktoren, die zur Ich-Schwäche oder psychischen Zerbrechlichkeit beigetragen haben, also die Ursachen des Zusammenbruchs.

Wenn die Person nach dem Zusammenbruch wieder die normale Analyse fortsetzt, wird sie in der Lage sein, an anderen Themen zu arbeiten. Handelt es sich um eine psychoneurotische Person, haben der Zusammenbruch und die anschließende Transformation eine große Bedeutung, was den Umfang der psychischen Veränderung betrifft. Bei einer Person mit einer ernsthaften Persönlichkeitsstörung tritt die Veränderung nur teilweise ein und es ist noch viel weitere Arbeit erforderlich.

SB: Stellen wir uns einmal vor, dein Ansatz würde zur üblichen Praxis, wie könnte er dann den Analysanden und der Öffentlichkeit vorgestellt werden?

CB: Du wirst verstehen, dass ich das für sehr weit hergeholt halte. Ich gehe nicht davon aus, dass die meisten meiner Kollegen mit meinen Vorschlägen einverstanden sein werden. Ich würde den Analytikern nicht empfehlen, die Idee der erweiterten Analyse zu Beginn einer Analyse zu erörtern, obwohl ich davon ausgehe, dass sie, wenn der Patient bereits davon gehört hat, als eine therapeutische Maßnahme bestätigt werden kann, die vielleicht unter besonderen Umständen angewandt wird. Dies hätte zweifellos eine gewisse Bedeutung für den Patienten und müsste analysiert werden.

SB: Du und David Sundelson, ihr habt ein Buch über die Schweigepflicht geschrieben, *The New Informants*, in dem ihr euch dafür einsetzt, dass keine Informationen über eure Patienten an andere weitergegeben werden. Wie vereinbarst du diese Ansichten mit deiner Arbeit im Team?

CB: In *The New Informants* haben wir argumentiert, dass die Schweigepflicht nicht nur für die Psychoanalytiker, sondern für den ganzen Berufsstand gilt. Dies ermöglicht es dem Analytiker, sich mit anderen Analytikern über einen Patienten auszutauschen. Bei Zusammenbrüchen spreche ich mit den anderen beteiligten Fachkräften über den Patienten, aber nur, um sie um Hilfe zu bitten. Ich spreche über die Patienten oder über das, was in der Analyse geschieht, nicht im Detail, und ich nenne ihre Namen nur, wenn ich hierzu ihre Erlaubnis bekommen habe.

SB: Aber deine Kollegen werden dich doch sicherlich unter Druck setzen und dich bitten, ihnen zu sagen, was solche Interventionen rechtfertigt.

CB: Ja, das ist richtig. Ich kann etwas Objektives sagen – zum Beispiel, dass der Patient eine »agitierte Depression« hat –, weil ich möchte, dass der Psychiater die Situation kennt. Die einzige wirkliche Schwierigkeit, die ich damit hatte, war in Amerika, als ein Patient in einer Ehetherapie war. In den Vereinigten Staaten ist es für Ehetherapeuten normal, sich mit psychoanalytischen Kollegen zu beraten, die mit dem einen oder anderen Partner in der Beziehung arbeiten. Auch wenn alle Beteiligten informiert werden, hiermit einverstanden sind und die Schweigepflicht in jeglicher Hinsicht eingehalten wird, fühle ich mich bei dieser Art des Vorgehens nicht wohl. Ich bin der Meinung, alles, was man über seinen Patienten erfährt, sollte so weit wie möglich von ihm selbst stammen und nicht aus irgendeiner anderen Quelle.

SB: Du scheinst dir ziemlich sicher zu sein, dass deine analytischen Kollegen dieses Buch nicht gutheißen werden, aber ist es nicht durchaus denkbar, dass mehr Menschen, als du weißt, ähnlich vorgehen?

CB: Ich weiß, dass Analytiker manchmal längere und zusätzliche Sitzungen anbieten. Ich habe dieses Buch geschrieben, um über meine eigenen Erfahrungen in diesem Bereich zu berichten, insbesondere darüber, dass die erweiterte Psychoanalyse als eine alternative Form der Behandlung für Menschen, die einen Zusammenbruch erleiden, in Betracht gezogen werden kann.

SB: Kennst du andere Analytiker, die mehrere Tage hintereinander den ganzen Tag mit einem Patienten gearbeitet haben?

CB: Nein, ich kenne niemanden. Aber die Analytiker haben vielleicht nicht den Mut, über ihre Arbeit zu berichten, weil Orthodoxien die Szene beherrschen. Es ist durchaus möglich, dass es so etwas gegeben hat und dass Therapeuten damit klinische Erfolge erzielten, aber nicht darüber berichtet haben.

SB: Du hast geschrieben, dass du mit einigen Aspekten von Winnicotts Behandlungstechnik nicht einverstanden bist und dass er eine zu große Abhängigkeit vom Analytiker in der Übertragung fördert. Du hebst außerdem die Notwendigkeit hervor, die gesunden Ich-Anteile des Patienten zu fördern und zu versuchen, dazu beizutragen, dass der Patient mit der Realität zurechtkommt. Könntest du mehr dazu sagen?

CB: Ich denke, Winnicott ging zu weit. Ich weiß von vielen Menschen, dass er ihnen sehr geholfen hat, trotzdem muss man berücksichtigen, dass sie von vorneherein in einer guten Verfassung waren, sodass sie durch die Art, wie Winnicott vorging, eine Erfahrung machen konnten und dies ihnen geholfen hat. Aber tatsächlich ermutigte er Patienten um der Sache willen zu einem Zusammenbruch; ich glaube, in einigen Fällen war er bereit, es als Bereicherung zu sehen, dass eine Person ein Gespür für ihre innere persönliche Realität gefunden hatte, selbst wenn dies bedeutete, dass sie ihr Leben praktisch ruiniert hatte. Er scheint den Zusammenbruch als eine Art romantische Idylle betrachtet zu haben; zwei neuplatonische Wesen, die einen seltenen Ort bewohnen, während die urbane Welt und die äußere Realität sehr weit entfernt sind. Ich denke, ein Zusammenbruch ist eine Tragödie, aber wenn es zu einem Zusammenbruch kommt – und es muss zu einem kommen, man kann ihn nicht erzwingen, wie Winnicott es tat –, kann er zu Veränderungen führen. Der Analytiker muss sowohl wissen, wie er schweigen und unbewusste Mitteilungen aufnehmen kann, als auch, wie er auf die Sprache und die Geschichte des Patienten mit eindeutigen Kommentaren Einfluss nehmen kann, um die Bedeutung des Zusammenbruchs zu analysieren. Mit anderen Worten, er muss in der Lage sein, sowohl innerhalb der mütterlichen als auch der väterlichen Ordnungssysteme zu operieren.

SB: Du legst großen Wert auf das unbewusste Wissen des Analysanden.

CB: Das Selbst hört von seinem Unbewussten. Das ist sehr informativ, genauso wie wenn man ein Buch liest oder ein Buch vorgelesen bekommt. Natürlich muss auch der Analytiker von seinem Analysanden hören; er profitiert dann von der Anhäufung von Wissen im »Lagerhaus der Gedanken«, von dem Freud spricht.

SB: Ist es deshalb wichtig, die psychischen Inhalte zu verstehen, um in diesem Bereich arbeiten zu können?

CB: Das ist von entscheidender Bedeutung, denn diese Inhalte verkörpern die offenkundige Geschichte des Leidens des Selbst:

die Geschichte der psychischen Probleme und Konflikte, die die Person an den Punkt des Zusammenbruchs gebracht haben. Ich möchte, dass der Patient zuerst von sich selbst hört, bevor er von mir hört. Ich möchte, dass er von seinem eigenen unbewussten Selbst erfährt, was es weiß. Wenn man dem Patienten helfen kann, zu diesem Wissen zu gelangen, dann wird ihn die Wahrheit frei machen.

SB: Wie kommt diese Hervorhebung der freien Assoziation in der Praxis zum Tragen, wenn eine Person einen Zusammenbruch erleidet?

CB: Zu diesem Zeitpunkt wird der Analysand hoffentlich die Konsequenzen seines Denkens hinreichend beachtet haben, sodass inmitten großer Angst und Verzweiflung, wenn sich eine Struktur zeigt, die Gedankenkette fast wie eine Offenbarung wirkt.

SB: In *The Infinite Question* hast du den Impuls, Fragen zu stellen, erörtert. Du hast behauptet: Sowohl in den Träumen als auch in den Erzählungen einer Sitzung stellt eine Person Fragen und gibt dann oft unbewusst Antworten, die für das Selbst äußerst relevant sind und dann zu weiteren Fragen führen. Wenn ein Mensch einen Zusammenbruch erleidet, erfüllt der Analytiker in diesem Moment eine besondere unbewusste Funktion?

CB: Für die Franzosen übernimmt das Unbewusste die Funktion der Mutter. Es ist eine Form der intrasubjektiven Objektbeziehung. Ich glaube, dass sich das Selbst bei einem Zusammenbruch an das Mutter-Unbewusste wendet; die Gedanken, die dabei auftauchen, sind sehr weitsichtig und wertvoll. In gewisser Hinsicht denke ich, dass der Analytiker in der Übertragung zu diesem Zeitpunkt beides ist: die Mutter-als-Container als auch der Verstand; so wie wenn das Selbst wieder die Wesensart annimmt, aus der sich der Verstand entwickelt hat.

SB: Du hast über Menschen mit einem »gebrochenen Selbst« geschrieben, über Menschen, deren frühere Zusammenbrüche von einem Therapeuten nicht in angemessener Weise aufgefangen wurden. Das ist kein geläufiger Begriff und ich frage mich, ob du etwas mehr darüber sagen kannst?

CB: Ich denke, dass es viele Menschen gibt, die irgendwann einmal einen Zusammenbruch erlitten haben. Niemand war da, um sich mit dem Zusammenbruch auseinanderzusetzen, sie erholten sich von dem Ereignis, aber sie konnten den Zusammenbruch nicht für sich nutzen und es gab keinen Durchbruch. Außerdem ist der Schaden, den eine Person durch einen solchen Zusammenbruch erleidet, für den Rest ihres Lebens in ihrem Wesen verankert. Selbst wenn die Person einen psychotischen Zusammenbruch abgewendet hat, kann sie das Gefühl nicht verbergen, dass sie im Moment der Krise zutiefst enttäuscht wurde. Am häufigsten ist dies wahrscheinlich der Fall, wenn eine Person in einer Liebesbeziehung zurückgewiesen wird. Die Zurückweisung durch ein Liebesobjekt ist entsetzlich. Oft ist der Betroffene verwirrt und zögert, sich in dieser Hinsicht weiter zu engagieren; er lebt vielleicht für den Rest seines Lebens an einem Ort des *psychischen Rückzugs*, wie John Steiner es nennt, was einer chronischen Depression oder einer geringen, aber anhaltenden Verbitterung ähneln kann.

SB: Du versiehst solche Fälle also nicht mit einer Diagnose? Du scheinst Folgendes anzudeuten: Eine Person, die noch keinen Zusammenbruch erlitten hat, ist ungeachtet ihrer Diagnose besser dran als eine andere Person mit einer ähnlichen Diagnose, die bereits einen Zusammenbruch erlitten hat. Dies liegt daran, dass der erste Zusammenbruch wahrscheinlich dazu geführt hat, dass das Selbst unter Verschluss gehalten wurde, was eine neue Art der Isolation zur Folge hat.

CB: Ja, das ist gut ausgedrückt. Es bildet sich eine neue Schicht der Abwehrhaltung, die auf der Annahme beruht, vom Anderen im Stich gelassen worden zu sein, und wenn dies ein wichtiger

Teil seiner frühen Geschichte war, wird diese Überzeugung nur noch verstärkt.

SB: Aber vermutlich können diese Patienten in einer Analyse oder Therapie noch erreicht werden?

CB: Das kommt auf den Patienten an. Manche sind so niedergeschlagen, dass sie in eine Pattsituation mit dem Analytiker geraten. Ihr Gefühl der Verzweiflung in die Analyse zu projizieren und den Analytiker zu zwingen, dass sich ihr Schicksal wiederholt, ist das Einzige, was sie tun können. Andere Patienten können aus ihrem psychischen Rückzug heraus in die Welt der Objekte zurückgeführt werden und diese Objekte psychisch besetzen (Kathexis). An dieser Stelle ist die Unterscheidung zwischen dem Lebens- und dem Todestrieb so wichtig. Wer überwiegend unter der Herrschaft des Todestriebes steht, wird wahrscheinlich nicht erreicht werden; durch wessen Adern noch Leben fließt, kann Fortschritte machen.

SB: Du hast erwähnt, es gebe Patienten, bei denen du schon früh in deiner Laufbahn gescheitert bist, weil du nicht früher gehandelt hast, um ihnen zu helfen, als sie einen Zusammenbruch erlitten. Das könnte den Eindruck erwecken, dass du irgendwann später deine Behandlungstechnik perfektioniert hast und keine Schwierigkeiten mehr hattest. Du sagst zum Beispiel, dass kein Patient ins Krankenhaus eingeliefert werden musste. Willst du damit sagen, dass du keine Fehler gemacht hast?

CB: Nein, natürlich nicht. Ich mache auch Fehler. Es gab beispielsweise mehrere Fälle, in denen ich Menschen, die ihre Krise wahrscheinlich auch mit einer normalen Analyse hätten bewältigen können, längere Sitzungen angeboten habe.

Ich habe einem Patienten früher einmal auch ganztägige Sitzungen angeboten, für den – im Nachhinein betrachtet – verlängerte Sitzungen wahrscheinlich besser funktioniert hätten. Er war durch diesen Versuch nicht beunruhigt, aber nach einem Tag sagte ich ihm, wir sollten meiner Meinung nach zu einem weniger intensiven Rahmen zurückkehren. Es war wichtig, dass wir analysieren konnten, warum ich der Meinung war, er benötige eine intensivere Arbeit.

SB: Du hast also deine Empfehlung zum Thema in der Analyse gemacht?

CB: Ja, natürlich. Allerdings würde ich mir wünschen, dass alle Kliniker die Analysen, die sie durchführen, gelegentlich analysieren. Wir machen eine Menge Fehler, die analysiert werden müssen, damit der therapeutische Prozess funktioniert.

SB: Gibt es noch andere Probleme, die häufig auftreten?

CB: Ein schwieriges Thema sind Patienten, die in einer gescheiterten oder feindseligen Ehe leben und deren Partner eine zentrale Rolle beim Zusammenbruch des Patienten spielen. Wenn sie noch mit ihrem Partner zusammenleben, werden drei ganztägige Sitzungen meiner Meinung nach nicht ausreichen. Der Analytiker sollte den Patienten möglichst fünfmal pro Woche sehen, wenn nötig mit verstärkter psychiatrischer Hilfe.

SB: Der Leser fragt sich möglicherweise, warum du ungefähr dreißig Jahre gewartet hast, bevor du über diese Vorgehensweise referierst. Wussten in dieser Zeit viele deiner Kollegen in London, dass du mit Patienten ganztägige Sitzungen durchführst?

CB: Keiner meiner Kollegen wusste davon. In den ersten zwanzig Jahren nahm ich diese Korrekturen einfach vor, wenn es mir notwendig erschien; ich tat dies aus den im Buch erläuterten Gründen, aber es nahm einen so kleinen Raum in meiner praktischen Arbeit ein, dass ich mir darüber keine großen Gedanken gemacht habe. Aber ich war mir natürlich auch bewusst, dass meine Vorgehensweise umstritten sein würde oder sein könnte; ich wollte mehr Erfahrung damit sammeln, bevor ich sie mit Anderen teilte.

SB: Es wäre interessant, mehr darüber zu erfahren, welche Auswirkungen diese Arbeitsweise auf dich als Analytiker hat. Lass uns über das Thema Konzentration sprechen. Wie bereitest du dich auf eine ganztägige Sitzung vor?

CB: Morgens nehme ich mir viel Zeit – etwa eine Stunde –, bevor der Patient kommt, um den Raum vorzubereiten. Ich finde das eigenartigerweise beruhigend. Wenn ich mich in einer Hotelsuite in einer fremden Stadt befinde, stelle ich die Couch mit meinem Stuhl dahinter außer Sichtweite auf, das bedeutet, dass ich die Möbel umstellen muss. Außerdem stelle ich die Wasserflaschen auf einem Beistelltisch in Sichtweite des Patienten ab. Und dann setze ich mich etwa eine halbe Stunde vor der Sitzung einfach in meinen Stuhl und entspanne mich, bevor ich in den Wartebereich gehe, um den Patienten zu begrüßen. Ich denke, dass das, was ich tue, eine Form der Meditation ist oder dass ich mich selbst dadurch beruhige.

SB: Findest du den Gedanken daran nicht eher beängstigend?

CB: Nein, jetzt nicht mehr. Es gibt keinen Grund, sich ängstlich zu fühlen, denn ich vertraue dem Prozess und der Gruppe von Menschen, mit denen ich mit dem Patienten zusammenarbeite.

SB: Aber den *ganzen Tag*? Wie ist es, von neun bis sechs mit einem Patienten in einem Zimmer zu sitzen?

CB: Es ist seltsamerweise sehr befriedigend. Es mag komisch klingen, aber die Tageszeit hat etwas, das – buchstäblich – Teil der Struktur dieses Prozesses ist. Wir beginnen mit dem Morgenlicht und den Geräuschen des Morgens. Der Morgen hat etwas sehr Optimistisches an sich; sogar derjenige, der einen Zusammenbruch erleidet, spürt das normalerweise. Dann beendet die Sonne allmählich den frühen Morgen und gegen Mittag gibt es eine Zwischenphase von einigen Stunden, die aufgelockerter ist, und das fließt in die Sitzung ein. Um drei oder vier Uhr nachmittags stellt sich dann ein Gefühl des Ausklingens ein. Die Abenddämmerung bringt uns in eine andere Stimmung.

SB: Wie viele Pausen machst du?

CB: Ich mache nur eine Mittagspause. Ansonsten sitze ich die ganze Zeit auf dem Stuhl. Auch wenn der Patient Pausen macht, habe ich nie welche gemacht. Ich weiß nicht, warum, aber die ganze Erfahrung ist von Anfang bis Ende sehr meditativ und ich spüre kein Bedürfnis, mich zu bewegen.

SB: Also, die letzte Frage: Wenn du dieses Buch in aller Kürze auf einen Nenner bringen müsstest, um es möglicherweise für einen frischgebackenen Therapeuten zusammenzufassen, was würdest du sagen?

CB: Vertrauen Sie der Methode der Psychoanalyse. Stellen Sie Ihr eigenes Team von Kollegen zusammen, die Ihnen helfen, und achten Sie darauf, den Patienten aufzufangen, bevor er in die Dekompensation fällt. Verlängern Sie einfach den Umfang der Analyse und stellen Sie sicher, dass Sie dem Patienten gegenüber klar sind hinsichtlich der neuen Vereinbarung und der Einzelheiten der erweiterten Analyse. Wenn dies nicht klappt, übernimmt der Psychiater die klinische Verantwortung und Sie wissen, dass Sie Ihr Bestes getan haben, um den Bedürfnissen des Patienten gerecht zu werden.

Literatur

Balint, M. (2003): *Therapeutische Aspekte der Regression. Die Theorie der Grundstörung.* Stuttgart: Klett-Cotta. Engl.: Balint, M. (1968): *The Basic Fault.* London: Tavistock.

Bollas, C. (1989): *Forces of Destiny.* London: Free Association Books.

Bollas, C. (2000): *Genese der Persönlichkeit.* Stuttgart: Klett-Cotta. Engl.: Bollas, C. (1992): *Being a Character*. New York: Hill & Wang.

Bollas, C. (1995): *Cracking Up*. New York: Hill & Wang.

Bollas, C. (2007): *The Freudian Moment*. London: Karnac.

Bollas, C. (2011): *The Christopher Bollas Reader.* London: Routledge.

Bollas, C. & Sundelson, D. (1995): *The New Informants.* New York: Aronson.

Freud, S. (1923): *Handwörterbuch der Sexualwissenschaft.* GW XIII, S. 211–233. Engl.: Freud, S. (1923): *Two encyclopaedia articles.* S.E. 18, S. 235–259. London: Hogarth Press.

Kubie, L. S. (1960): *The Riggs Story.* New York: Harper & Brothers.

Phillips, A. (2002): *Equals.* London: Faber & Faber.

Rosenfeld, H. (1992): *Sackgassen und Deutungen.* Stuttgart: Klett-Cotta. Engl.: Rosenfeld, H. (1987): *Impasse and Interpretation.* London: Tavistock.

Steiner, J. (2019): *Orte des seelischen Rückzugs.* Stuttgart: Klett-Cotta. Engl.: Steiner, J. (1993): *Psychic Retreats.* London: Routledge.